Werner E. Loeckle · KREBSALARM

22.—

Werner E. Loeckle

# KREBS ALARM

Vorsorge ohne Gewalt

Ein Appell an das Bewußtsein

**Novalis Verlag**

© 1978 Novalis Verlag AG, CH 8200 Schaffhausen
Alle Rechte vorbehalten, insbesondere auch des fotomechanischen Nachdrucks
und der Fotokopie jeder Art.
Gestaltung des Umschlags: Patrick Mehlin, Schaffhausen
Schrift: Mono-Bembo 12 auf 13 Punkte
Printed in Switzerland by Meier + Cie AG Schaffhausen
Offset Buchdruck
ISBN 3 7214 0047.X

# Inhalt

# 1. Wie SO?

Zum Ergreifen der Wahrheit braucht es eines viel höheren
Sinnes als zur Verteidigung des Irrtums.

GOETHE

Wohl bleibt nicht aus, daß der Mensch nach Ursprung, Gang und Sinn seiner Lebensbegegnisse sucht. Daß er, was seine Lehrer zur Antwort gaben, getreulich bewältigt, dann aber selbst weiterfragt, woher das, wieso und wozu das so sei, auch ob überhaupt? Ob Fragestellung und Antwort der Wirklichkeit gerecht werden können? Wie sich die Sehweise begründe, ja wie man zu Verstehweisen eigentlich kommt?

Zugrundeliegende Erfahrungen und Tatsachen nehmen wir neuerlich in Betracht, nunmehr wir selbst, und gelangen unsererseits zu umfassenderen Wirklichkeitsbildern anhand der gleichen Phänomene. Sind nun die eigenen Sehweisen besser, sind sie real?

Wir überprüfen die eigenen Ergebnisse im Lichte fortgehender Entwicklung. Finden wir sie bestätigt, wie sollen wir das Mißverhältnis tragen gegenüber unseren Geheimräten und verehrten Lehrern? Woraus wird es verstehbar? Weil ein jegliches unserer Begriffe, Anschauungen, Weltbilder sich speist aus zweierlei unterschiedlich erlebten Quellen: aus Wahrnehmungen, die allen im Grunde gleichwertig offenliegen; zweitens aus individueller Vorstellungsbildung, mittels welcher der Einzelne jede seiner Gewahrungen in prinzipiell freier Weise verarbeitet. Wie läßt sich aufwiegen und ausgleichen, daß sein ganzes, ganz persönliches Sosein mit eingeht in jeden seiner selbst gebildeten Begriffe, ja in das Gesamt seiner Anschauungen von Kosmos, Erde und Menschheitsentwicklung?

Je umfassender und je mehr überpersönlich sachgerecht er sein unabdingbares Sosein entwickelt, um so weniger wird sein eigenes Bild von der waltenden *Wirk*-lichkeit abweichen, die da Kosmos, Erde und Menschheitsentwicklung durchkraftet. Daher gelten «einander verstehen», auch jeglicher Mehrheitsbeschluß, nur als Ausdrucksweisen gemeinsamer «Wellenlänge», nicht notwendig auch als Nachweis der Zutrefflichkeit gerade herrschender Meinung und Lehre. Das gern für «bloß theoretisch» gescholtene *Denken über das Denken* erweist sich stets neu als von ausschlaggebender Reichweite, alles entscheidend.

So mag noch jedem, der nach Mündigkeit sucht, der Welten *Wirklichkeit* widerfahren; so erging es dem Verfasser. So auch in der Heilkunst, und nie zugespitzter als in den Schicksalen der Krebspatienten. Wo also einer nach des Urteilens Grundlagen sucht, der halte mit, wie einer der Sucher berichtet.

Nach dem handwerklichen Elementarunterricht bei SAUERBRUCH, meinem ersten Lehrer, ward ich ungewiß, ob die bewunderte Chirurgie, wörtlich Handarbeit, würde hergeben können, was ich von meiner Tätigkeit als Arzt mir versprach. Um der Sache näherzukommen, heuerte ich bei seinem Wiener Kollegen SCHOENBAUER an, dem ebenso illustren Neurochirurgen und Ordinarius des dortigen Universitätsklinikums. Er ließ es sich nicht verdrießen – es war bereits der Zweite Weltkrieg im Gange und «unserer Siege» kein Ende in Sicht – mich bei seinem Alltagsprogramm zu verwenden. Auch hier starben die Menschen, Patienten, zu hohen Sätzen und Prozentsätzen, doch das überraschte anscheinend nur mich.

Des Schicksals Lauf im Völkerringen dirigierte mich zunächst an meinen Platz im luftfahrtmedizinischen Institut der DVL, der nachmaligen Deutschen Forschungs- und Versuchsanstalt für Luft- und Raumfahrt (DFVLR). So konnte ich meine Fragen erst nach dem bitteren Ende weiterverfolgen, jetzt im chirurgischen Trabantenfach Geburtshilfe und Frauenheilkunde. Als Universitätsassistent durfte ich für meine Ausbildung auf Operieren und Bestrahlen und Krebsstation bestehen. Ich wollte «meinen Becher voll haben» und nüchtern bleiben zugleich. Und unverbrüchlich suchen nach dem Verhältnis von Wissen und Glauben, von Wahrnehmen und Denken; nach «Wissenschaft», zugleich nach dem *Zustandekommen* all unseres Wissens. Auch suchen, kurz, nach einer Verständigung des menschlichen Bewußtseins mit sich selbst.

Vor diesen Schicksalen auf der Krebsstation, vor dem Lebensgang der alten und der jungen Frauen kann das Erröten verlernen, wer selbst die «Röntgenkanone» justiert oder nachts um drei die Radiumnadeln zieht und sich doch der Frage stellen muß: «Ich werd' doch keinen Krebs haben, Herr Doktor? Ich war doch nie krank!»

Im Joch der Nachuntersuchungen von Operierten, auch von Bestrahlten, wo also die Erfolgsstatistik ihren *Ausgang* nimmt, präsentierte sich das in jeder Hinsicht klägliche Ergebnis noch so perfekter Therapiekonzepte. Welch Übermaß an Fleiß wie vieler hingeopferter Forscherleben stand zu Buche – es mußte nächtens buchstabiert werden – wie doch das Schicksal Krebs nur irgend zu verbessern sei. Einstweilige Abrundung verdankte ich vier Jahren US-amerikanischer Chirurgie mit Obstetrics/Gynecology, als USA-Aufenthalte bei Medizinern noch nicht Standard waren. Da fand sich im Technischen doch mancherlei Perfekteres nachzuholen *außerhalb* des zwölfjährigen Jahrtausendreiches und seiner weltberaubten Erben.

Und es begann die Wahrheitszeit – nach dreizehnjähriger Wissenschafts- und Klinikschulung, nach fünfjährigem Medizinstudium – in der ich endlich *Arzt* zu werden glaubte, wie PARACELSUS sagt «durch der Natur Examen», um die heiligen Schicksalsrunen zu entziffern, des Daseins Hieroglyphen, welche das Leben selber schreibt.

Was hernach den Krebs betrifft, der blieb auch in der eigenen Praxis «böse». Er fiel selbst ohne iatrogene Schäden oftmals schwer ins Ge-Wissen, zu tragen und mitzutragen. Noch immer jedoch geht es an, wo ein Weg gemeinsam läuft, das Heilbare heil, das Unheilbare tragbar und fruchtbar zu machen.

Ist aber die bittere Frucht nur mir gereift, die Fruchtlosigkeit von Gewaltmaßnahmen bei Krebs? Mir schien die Frage eine Parforce-Jagd wert durch die Weltliteratur. Das «schreibt sich indes nicht mit heiler Haut», auch kostet es ein paar Jahre. Doch siehe, wie folgt, ich stand nicht ganz allein. Wie nun das Mißverhältnis lösen, dem ach so viele wohlmeinend aufgesessen? Wie verständlich machen und gänzlichen mit des Alltags Logik allein? Wie ohne Veranschlagung der dahinter waltenden geistigen Weltenwidersachermächte (vgl. Literatur L 13)? Auch dieses sei im folgenden angebahnt, so sagten jene, welche um Neuauflage ersuchten.

Nicht wich die spitze Frage, wo denn «das Böse» sitze, wenn in den Zellen *nicht?* Wenn die Zellveränderungen nur AUSdruck sind, sein Abdruck als sichtbar und tastbar gewordenes Widerlager? Denn es waltet ersichtlich in dem kranken Menschen, der da vor mir steht.

Vielleicht in einer Falte von seines Herzens Härtigkeit – und wer kennte *die* nicht aus dem eigenen Innern?

Die Auseinandersetzung mit dem Bösen ward zur epochalen Aufgabe der Menschwerdung in der Epoche der Bewußtseinsseele (L 14) ab etwa 1413 n. Chr. Sie wird es mehr von Jahr zu Jahr. Das ist nicht mehr noch weniger als die Kehrseite der menschlichen Bewußtseinsentfaltung und Freiheiterfahrung und Ich-Gewahrung. Daß aber Messer und Schere im Auftragsdienst erbringen könnten, was jeder nur als Ich-Selbst-Werdung vermag, das wird auf Dauer nur der Unwissende glauben. Denn statt Gewaltmaßnahmen sind Seelenopfer erheischt. Wer darf sie von mir fordern? Wer anders als ich selbst, durch meinen Leib und seine Gebrechen belehrt.

Viel wird erreicht sein, wenn jene cellulare Krebstheorie verschwindet, als könne mit der «bösen Zelle» auch nur eine der karma-entscheidenden Schicksalsfragen einfach abgeschnitten werden wie ein blinder Rosentrieb. Erst wenn einer seines Weges Irrgang erkennt und selbst durchschaut, wird er nach dem rechten neuerlich suchen. Vorbeugende Lebensgestaltung, vorsorgende Therapie werden nur jene erarbeiten, welche sich der unvergleichlichen Gnade ursprünglichen Gesundseins erinnern; die den Segenshauch des Genesen-Dürfens eratmen; welche nicht mehr wähnen, man könne sich «ja immer noch, im Ernstfall, operieren lassen».

Noch vieles aus den Publikationen seit Erscheinen der Erstauflage (1964) wollte bekräftigend eingeflochten sein; das Bewußtseinsvermögen mancher Menschen ist doch auch in dieser Hinsicht heller geworden. Wie rasch aber wirken Zitate ermüdend, denn im Prinzip fanden sich statt Widerlegung nur Bestätigungen des Vorgebrachten. Der «große Durchbruch» zum «ganz anderen» steht in der Universitäts- und Schulmedizin noch aus. Vielleicht kann folgende Verstehweise und ihre Fortführung dazu beitragen.

Frankfurt am Main                                    Der Verfasser

# 2. Grenzen der Mikrodiagnostik bei Krebs

*Die vergrößerte Wahrheit ist nicht mehr die Wahrheit.*
Rudolf STEINER

Wie können wir der Krebsgefahr begegnen? Was sollen wir tun gegenüber dieser «Seuche der Neuzeit»? Worin entfaltet sich ein fruchtbares Verhalten gegenüber diesem Problem? Was kann man machen bei Krebs? Wie versorgt uns die Wissenschaft, und was verordnet demgemäß der praktizierende Arzt?

Die auch im 20. Jahrhundert noch vorherrschende Behandlungspraxis bei Krebs und Krebsverdacht gründet sich auf die Vorstellung, daß dieses Leiden seinem Wesen nach eine Angelegenheit einzelner Zellen sei. Einige Zellen seien, woher auch immer, «bösartig» geworden und kehrten sich daher gegen ihren Eigentümer. Könne man sie rechtzeitig aufspüren und herausschneiden, so sei das Problem von seiner Wurzel her – radikal – gelöst. Rechtzeitig war die Operation dann, so die Arbeitshypothese, wenn der Patient auch fünf Jahre später noch ohne Krebserscheinungen lebt. Andernfalls hätte man eben *noch* früher zupacken müssen.

Die Richtigkeit solcher These wird «ex juvantibus» belegt aus dem Erfolg; daher der Erfolgszwang solcher Dogmenverkünder. Sie können ihr Dogma sogar «statistisch sichern» – eben durch ansteigende «Heilziffern» (B 3). Wenn von hundert so behandelten Patienten die Hälfte nach fünf Jahren noch lebt, dann gelten eben 50 % als «krebsgeheilt». Sind es aber sechzig oder siebzig Prozent, dann habe sich die Qualität des therapeutischen Vorgehens, die Kunst des Operateurs, sogar noch verbessert. So das Zellkonzept dieser Krankheit.

Die Krebs-Sterbeziffern bleiben jedoch dessenungeachtet anhaltend hoch. Ja zum Teil steigen sie sogar an, obschon sich zunehmend mehr Menschen den genannten Prozeduren unterziehen. Etwas in solchen «Beweisführungen» scheint nicht zu stimmen. Denken wir einmal mit, so finden wir zunächst drei verschiedene Problemkreise, die sich mittels der ihnen gemeinsamen Denkweise verflechten und wechselseitig «stützen»:

*den diagnostischen* – anhand des Gewebeschnittes, der Probeexcision, zwecks mikroskopischer Untersuchung;

*den therapeutischen* – vorgeblich «heilend» mittels Zell- und Gewebszerstörung;

*den statistischen* – basierend auf weitestgehender Schematisierung der Kranken und Ausschaltung gerade des Menschlichen im individuellen Schicksalsgang; dergestalt mathematisierend und so beide anderen scheinbar «beweisend».

Die nur gestaltlich fundierte Diagnostik hat bereits selbst ihre Schattenseiten. Eine pathologisch-anatomische Sehweise des kranken Menschen fußt eben nur auf einem *Aus*-schnitt, auf einem verkünstelten, «präparierten», Augenblicksbild aus einer kleinen Körperstelle. Funktionen, Gemütswelt und geistiges Wesen dieses Patienten bleiben dabei außer Betracht. Gibt gar das Mikroskop den Ausschlag, wie das bei Krebsfragen stets der Fall ist, dann erweist sich derartige Spezialisierung einfach als unsachgemäß gegenüber der realen *Wirk*-lichkeit von Kränken und Genesen eines belebten, beseelten und durchgeisteten Wesens.

Das verdeutlichen gerade die Histologen, die Mikroskopierer selbst. Sie gelangen vor ein und demselben mikroskopischen Bild zu auseinandergehenden Verstehweisen. So schickte ZACHERL eine Anzahl mikroskopisch kleiner Querschnitte vom gleichen Gewebsstückchen einer Probeexcision an mehrere Untersucher in verschiedenen Ländern. Dabei ergaben sich recht unterschiedliche Beurteilungen.

Und wie oft ist schon berichtet, daß auch ein und derselbe Beurteiler seine eigene Diagnose widerrief, wenn er nach Jahren das gleiche Präparat noch einmal untersuchte. Selbst größte histologische Erfahrung gelangt an Hand des mikroskopischen Augenblicksbildes über jenes Jahrhunderte alte Resümee nicht hinaus: Der Krankheitsverlauf allein entscheidet, und nur der therapeutische Versuch ergibt die Diagnose (CELSUS). In heutiger Formulierung (B 22): «Entscheidend für die Begründung der Bösartigkeit ist allein das biologische Verhalten einer Geschwulst.»

Die Krebskrankheit des Menschen ist «ebenso schwer zu definieren wie zu heilen» (P 6). Sie ist «im Anfangsstadium nur sehr schwer zu diagnostizieren» (M 13), und ihr «einzig untrügliches Zeichen ist die

Unheilbarkeit» (L 34). Therapeutische Unzugänglichkeit gehörte stets mehr oder weniger ausgesprochen zum Krankheitsbegriff. Wer Krebsheilungen behauptete, setzte sich dem Vorwurf der Scharlatanerie aus. So urteilten die Ärzte seit Jahrhunderten über Krebs. Seine Erkennung war stets eine Verlaufsdiagnose, wie das auch sonst für viele ärztliche Krankheitsbezeichnungen zutrifft.

Als im 19. Jahrhundert die Orientierung der ärztlichen Diagnostik am pathologisch-anatomischen Befund gebräuchlich wurde, glaubte man damit den Weg zu einer mehr akkuraten Krebsdiagnostik gebahnt. Speziell die mikroskopische Technik eröffnete Bestimmungsmöglichkeiten der Geschwülste über die mit bloßem Auge sichtbaren Charakteristika hinaus. Die Geschwulstdiagnostik versprach sich davon eine Sicherung ihrer Klassifikationen bis dahin unbekannten Ausmaßes. Die histologische Methode erwarb sich den Ruf höchster Kompetenz, ja der Unfehlbarkeit. Sie schien jahrhundertealte Unklarheiten und Streitfragen endlich und endgültig beheben zu können.

Hierbei darf jedoch ein Umstand nicht übersehen werden. Die Verwendung des Mikroskops in der Geschwulstdiagnostik nahm vom Seziersaal ihren Ausgang, vom *End*-stadium solcher Geschwulstkrankheiten, deren tatsächlich bösartige Natur durch den Tod bereits besiegelt war. Am Anfang der neuzeitlichen Mikrodiagnostik stand nicht nur das Mikroskop, sondern vor allem die Tatsache, daß die Untersuchungen damals vom erwiesenen Krebstod ausgingen. Wir haben also dem Mikroskop zugute gehalten, was histologisches Verdienst nicht ist.

Die Bewältigung der diagnostischen Aufgabe des *behandelnden* Arztes bei Krebsverdacht ist jedoch eine Rechnung mit mehreren Unbekannten:

Sachgerechte Charakterisierung der vorliegenden Krankheitserscheinungen,

Veranschlagung ihrer prognostischen Bedeutung, ihrer Lebensbedrohung,

Einschätzung der sogenannten Abwehrkraft des Wirtsorganismus. Die letzteren Faktoren sind am Krankenbett entscheidend. Für den Behandler oft von niederdrückendem Gewicht, präsentieren sich diese Fragen dem Prosektor an der Leiche als bereits gelöstes Problem. Er spricht das letzte Wort und weiß insoweit mehr als die behandelnden Ärzte. Das imponierende Lehrgebäude der pathologischen Anatomie determiniert zunächst nicht, was Krebs ist, sondern was Krebs – *war*.

Das Mikroskop wird uns also im Einzelfall bestätigen können, daß *dieser* Tod in die Krebsstatistik gehört. Mag es uns aber auch im nächsten Krankheitsfall verge-*wiss*-ern können, daß dieser Patient an Krebs sterben *wird*? Daß er des Todes ist in weniger als siebzig, fünfzig, dreißig Jahren, das weiß er je nach Reife ohne alle Wissenschaft. Wie aber *bis* dahin? Wird er den Weg seiner Zellen bestimmen? Wird es ihm umgekehrt so ergehen, daß die Zellen *ihn* beherrschen?

Da stellen sich doch mancherlei Fragen, die wir unversehens und unbedacht leicht übersehen. So wenn ich die «böse Zelle» auch ausrotten lassen kann: Wer oder was bewahrt mich davor, daß *neue* «böse» Zellen heranwachsen? Solange ich der *Entstehungsweise* abartiger Zellen nicht Einhalt gebiete, «zäume ich das Pferd beim Schwanz auf». Ich wische nur fallweise den Fußboden trocken, anstatt, um im Vergleich zu bleiben, die defekte Wasserleitung zu reparieren.

Doch stellen wir die Frage wirklicher Ausheilung noch zurück. Hier geht es zunächst um die Erkenntnis, ob Krebs überhaupt vorliegt oder nicht. Ja ob diese Frage nach dem «alles oder nichts», nach ja oder nein methodisch sachgerecht ist. Ob wir vielleicht statt dessen nach mehr oder weniger Krebsbelastung fahnden müssen? Was sagt das Gewebsbild wirklich selbst, und was verdanken wir dem Mann an der schwarzen Röhre? Das Mikroskop vergrößert zwar die Zelle, doch es verringert in gleichem Ausmaß auch das Gesichtsfeld. Bei vieldutzend- oder zweitausendfacher Vergrößerung fallen zudem selbst «kleine» Fehler vielhundertfach ins Gewicht.

Und weiter: Ist die «vergrößerte Wahrheit» noch die Wirklichkeit oder nur eine Karikatur davon? Wir sehen ja durch jene Röhre nicht mehr den Kranken selbst, sondern nur ein winziges Stück von ihm. Und nicht von ihm, sondern nur von seinem Körper. Und nicht ein lebendes Stück «Fleisch von seinem Fleische», sondern nur ein abgetrenntes, raffiniert zugerichtetes «Präparat» (wörtlich Vor-Bereitetes: fixiert, in Millionstelscheibchen geschnitten und durch-chemisiert, koloriert).

Die schwerstwiegende Frage ist offenbar die, welche am allermeisten «theoretisch» erscheint, die erkenntnismethodische: Wie gelange ich zu meinen VORstellungen, BeGRIFFsbildungen, URteilen, EntSCHEIDungen und VerHALTENsweisen? Ich verdanke sie meinen Sinnesgewahrungen *und* meinem Denkvermögen. Ich erlange sie also aus zwei zunächst sehr unterschiedlich erscheinenden Dimensionen, aus einem letztlich materiellen und aus einem prinzipiell AUSSERsinnlichen Weltinhalt. Es wird sich als fruchtbar erweisen, ja entscheidend über unser und fremdes Wohl und Wehe, wenn wir vor dieser unserer eigenen Zwienatur alltäglich immer wieder aufs neue Rechenschaft suchen; in der Heilkunst, im Leben überhaupt. Die Wahrnehmungen empfangen wir physisch, durch unsere Sinnesorgane, von außen, ihre Deutung und Verwertung gewinnen wir geistig, durch unsere Seelenorganisation, innerlich.

Zudem ist zu veranschlagen: Übertragen wir mikroskopische Wahrnehmungen und deren Interpretation von der Leichenhalle ans Krankenbett oder gar in die Früh- und *Vor*-zustände des Krebskandidaten, so wagen wir ebenso weitreichende wie fragwürdige Folgerungen. Die Erfahrung besagt vorerst nur, daß Krebs mit bestimmten mikromorphologischen Charakteristiken auftritt. Wir zogen daraus die Schlußfolgerung, daß also auch umgekehrt das Auftreten derartiger Zellstrukturen vorzeitigen Krebstod bedingen müsse – und zwar in weniger als fünf Jahren. Hierauf basiert unsere gesamte maßgebende Erfolgsstatistik.

Darüber hinaus haben wir gefolgert, daß physische Gewaltausrottung solcher «Krebsnester» das ansonsten besiegelte Schicksal des Kranken zu wenden vermöchte, daß eine andersartige Behandlungsweise solcherlei «Rettung» aber nicht vermöchte.

Wie oft jedoch verfallen wir damit einem Trugschluß? Er mag uns vermöge der Schicksalserfahrungen unserer Mitmenschen allmählich zu Bewußtsein gebracht werden; uns, den Überlebenden, uns, den Krebskandidaten von morgen. Wohl vermag die Prosektur in der Leichenhalle den Krebstod zu besiegeln und auch mikroskopisch zu sichern. Die Umkehrung aber: – daß die gleichen histomorphologischen Bilder am Lebenden ebenfalls stets Krebs bedeuten, daß sie irreversibel seien und in weniger als fünf Jahren zum Krebstod führten – diese Folgerung findet in unser aller Alltagserfahrung wenig Bestätigung.

Wer vielmehr als Arzt menschliche Schicksalserleidung und Schicksalsgestaltung wirklich miterleben darf und mit-er-finden, der trägt einfach *fürcht*-erliche Prüfungen mit, auch leibliche. Und er entdeckt, daß man ihnen standhalten kann, daß man es lernen kann. Daß Hilfskräfte, *Heil*-kräfte ausgelöst werden können, freigesetzt, für welche der Begriff «Abwehrkraft» einfach zu dürftig ist, als daß er sie würdigen könnte.

«Das Wunder in der Heilkunde» (so Erwin Liek) *kann* geschehen. Wir müssen dem Kranken nur helfen, seine inneren Kräfte recht ins Spiel zu bringen. Wir müssen ihn anleiten und begleiten, die eigentlich menschliche Prägekraft zu entwickeln. Wir müssen seine individuellen, seine unteilbaren, einmaligen Daseins-Mitbringsel *ent*-decken; seine eigensten seelisch-geistigen Anliegen erwecken, erlösen und freisetzen. Denn *sie* sind es, die hinter den «bösen» Zellen Regie führen wollen. Wie oft gelingt es auf diese Weise: «Ich suchte Gott, und er entzog sich mir. Ich suchte meine Seele und fand sie nicht. Ich suchte im Menschen den Bruder – und fand alle drei.»

Als Anlagen mit ins Leben gebracht, harren solche Bildekräfte ihres Stichwortes, um als Wesensentfaltung des Gemütes auf die Bühne dieses Lebensganges zu treten. Werden sie aber nicht entbunden, sondern zurückgewiesen, so verlieren sie damit nicht an Wirksamkeit, sondern schlagen um. Werden sie nicht abgerufen, aufgerufen für seelisch-geistige Ver-*wirk*-lichung, so bringen sie sich statt dessen *physisch* zur Geltung: fehl am Platz, zur falschen Zeit und in verkehrter Art – eben *«bös»*-artig und *gegen* den Leib ihres Eigners.

Wie das hernach dann fruchtbarer geschehen soll, welche Veranstaltungen zu treffen sind, welche Voraussetzungen zu erfüllen, welche Rolle der Arzt spielen kann und seine Helfer, welche Forderungen der Patient an sich selbst stellen muß, weil nur er *selbst* sie vollziehen kann – das soll uns alles noch beschäftigen. Vielleicht werden wir die erforderliche Schubkraft nicht nebenbei aus dem Ärmel schütteln, welche vor jener Schwelle gefordert ist, wo Faust erfährt: «Zwar ist es leicht, doch ist das Leichte schwer.» («Faust» II, Vers 4928.) Möchte die Erfordernis auch selbst unlösbar scheinen, so wird sie der fürderen

Höherentwicklung des Menschenmöglichen nicht unerreichlich *bleiben.*

«An den für uns nun völlig neuen Tagen» werden des NOVALIS Worte nachhallen: Das Sterbliche erbebt in seinen Grundfesten, doch das Unsterbliche hebt an zu leuchten. Und hätte den Schleier der Isis zu Sais kein Sterblicher noch gelüftet, so müßten wir denn Unsterbliche werden. Geht doch immer auch in die Waagschale unserer Lebensgestaltung mit ein: Man soll nicht mehr wollen, als man kann; doch ist erstaunlich, was man kann, wenn man will.

Fürs erste sei auch so gedacht. Brächten wir den Krebskranken und den Krebskandidaten durch ein besseres Krebskonzept nicht höhere «Heilziffern», als Stahl und Strahl in Aussicht stellen, vermöchten wir das aber menschenwürdiger und daseinerfüllender denn als Pflegefall routinierter Massenbetriebe – dann wäre bereits jede Mühe hoch belohnt. Wobei die Vielzahl der bloß «vorsorglichen» – sprich überflüssigen – Operationen an den bloß Krebsgefährdeten und Krebsverängsteten ganz nebenbei dahinfällt.

Vorab aber bereichern wir noch das Orientierungsfeld unserer Lage zum Jahrtausende: Was liegt vor in der einzelnen Phase des individuellen Lebensganges? Wie stehen die Aktien in Sachen Gesundheit speziell gegenüber Krebs? Wieviel wird uns das Mikroskop dabei zu helfen vermögen?

# 3. Was vermag das Mikroskop?

Der Perfektionismus droht das Gefühl für die Realitäten
zu verdrängen.

Erich MÜLLER

Der entscheidende Erkenntnisschritt besteht in der Einsicht, daß die
sogenannte Bösartigkeit morphologisch nicht verläßlich zum Ausdruck kommt, vor allem nicht irreversibel. Die bei Krebs charakteristischen Merkmale treten vielmehr auch bei nicht bösartigen Gewebsreaktionen in Erscheinung (H 4). Der Pathologe bezweifelt selbst,
daß die histologische Krebsdiagnose tatsächlich immer zu Recht gestellt
wird (H 5). Denn selbst infiltratives Wachstum kann mit klinischer
Gutartigkeit vereinbar sein (F 10, H 4).

«Absolut kennzeichnende zytologische Kriterien gibt es nicht...
Die Krebszellbildung ist kein morphologisch-zytologisches Problem,
sie vollzieht sich im optisch nicht wahrnehmbaren Bereich.» So schreibt
der Pathologe BUENGELER (B 21) und warnt vor «prognostischen Aus-
sagen, zu denen wir im Einzelfall nicht berechtigt sind», denn «ein
sicheres, morphologisch faßbares Kriterium für die Abartung einer
Körperzelle zur Geschwulstzelle gibt es nicht» (B 22). STOLL und
ECKERLE verneinen ein spezifisches Merkmal der Krebszelle. Die gestaltlichen Charakteristika seien Ausdruck cellularer Stoffwechselvorgänge. HARTL beklagt, daß er mit allen histologischen, histochemi-
schen und klinischen Mitteln nicht in der Lage ist, im Einzelfall eine
sichere Prognose zu stellen, ob Krebs vorliegt oder nicht.

Bereits VELPEAU klassifizierte vor über 100 Jahren die Krebszelle
als ein Sekundärprodukt der Körpervorgänge. Man müsse darüber
hinaus «etwas Intimeres» haben, um die Krebsnatur zu präzisieren.
Rudolf STEINER nennt es «unsinnig, wenn man zwei gleichgeformte
Zellen findet, aus ihrer gleichen Struktur schließen zu wollen, daß
sie innerlich die gleiche Bedeutung haben... Daher ist die moderne
Zellenphysiologie... auf ganz falschem Wege... Niemals kann das,
was sich dem äußeren Sinnenschein darbietet, ausschlaggebend sein
für das innere Wesen des Dinges.» Erfahrene Pathologen sehen im

Krebsprozeß eine «Katastrophe der Form» (F 5, S 25) und ein «Versagen der Regulationen» (F 6), der individuellen «Ordnung und Fügung» (B 20).

Die Zelle, auch die sogenannte bösartige, ist eben kein «Wirklichkeitsklotz (S 25), der einmal so gebaut ist, der so bleibt, bis er abstirbt, sondern ein Geschehen, ein funktionelles System», ein «intensiver Stoff-Fluß» (B 20). Die Zelle funktioniert vor allem auch als Erfolgsorgan und Ausdruck einer leiblich-seelisch-geistigen, biographischen Ganzheit des gesunden, kranken oder relativ ungesunden Menschen. In der Problematik einer Virusdiagnose des Krebses kennzeichnet SEELICH das Virusmaterial als von der Zelle synthetisiert, als Folge einer Umlenkung ihrer synthetischen Leistungen.

DAHNOVICI und PAPILIAN sehen die krankhaften Stoffwechselsubstanzen und schließlich die Zellveränderungen als Sekundärprodukte des Krebsprozesses. BUECHNER und GRUNDMANN zeigen, wie auch innerhalb der Zelle die krankhaften Stoffwechselvorgänge den gestaltlichen Kern- und Chromosomenveränderungen vorangehen, also Ursache und nicht Folge sind. GREEN kennzeichnet das Geschehen beim Krebskranken als Einbuße an individuellem Differenzierungsvermögen für die Synthese von Körpereiweiß, das damit zum Ausdruck wird einer «verwischten Identität des Wirtes» (G 17). Hierdurch gebricht es dann auch den einzelnen Zellen an Regieanweisungen, an «Information» (H 9) zu gesamthaftem Verhalten. Sie bleiben dem bloßen Zellprinzip überlassen, dem Stoffpol, der sinnlosen Multiplikation des ewig Gleichen (L 20). BUTENANDT zeigt, wie der Krebskrankheitsvorgang als relatives *Ausscheidungs*-versagen gegenüber körpereigenen Zwischenprodukten bei Stoffwechselstörungen verstehbar wird.

Was heißt es doch, was steckt dahinter, wenn wir vom instabilen Phänotyp der Geschwulstzelle lesen, von ihrem Erscheinungsbild, und daß ihr Entartungsprozeß eben *doch* umkehrbar sein könne (S 38)? Normalerweise finden wir ein sinnhaftes Zusammenwirken hochspezialisierter Zellen innerhalb eines Körperganzen. Doch wird den Zellen ihre Omnipotenz auch beim Gesunden nie ganz genommen, das ursprüngliche Allvermögen; sie *könnten* damit auch ganz *anders* funktionieren, können zurückfallen auf minderes Leistungsniveau, ja auf *fremd*-gesteuertes Vegetieren.

Der Gesunde hält seine Zellen jedoch fortwährend «unter Kontrolle». Das erfolgt unterbewußt, daran erstarkt des Menschen «Abwehrkraft», seine Gesundheit überhaupt. Diese Omnipotenz – sagen wir Lebenskraft der Zelle, ihre bloße Vitalität – sie wird beim Gesunden unablässig geführt, gesteuert (M 15) und verwandelt. Sie wird hintangehalten und metamorphosiert zugunsten *höherer* Leistungen und Beiträge ins *Ganze* des Daseinsanliegens dieser Individualität. Die Zellvitalität wird abgerufen, verbraucht und fruchtbar gemacht für differenziertere Schicksalsansinnen als bloße Zellenzüchtung in Geschwulstwachstum und Zellvermehrung.

Entfällt aber diese *eigen*-tliche Prägekraft eines Menschen, erlahmt sie auch nur, so erlebt er die Emanzipation der Zelle; erlebt er das Ausbrechen von Zellen aus einem vorher mitsinnigen Funktionsgleichgewicht in ein nunmehr «verändertes soziales Verhalten» gegenüber dieser Individualität, gegen diesen Organismus, dessen Organe und Gewebe, um schließlich auch weitere Zellen «aufzuwiegeln». Das geht so weit, daß man ganz trefflich sagen darf, solche Zelle vergißt zu sterben (S 31).

Eine derart transformierte Zellgeneration bleibt auf der Stufe von Keimgewebe stehen. Das heißt unter anderem, sie lebt mit vermehrter Zellteilung und verlängerter Generationszeit. Medizinischerseits sagt man dann etwa so: In den Basenpaarungen der chromosomalen DNS-Reduplikate gelangt abgeänderte Transskription von Stoffwechselprogrammvorschriften zur Herrschaft (M 1). Und zwar sind es organismus-eigene Faktoren, außerhalb der Zelle wirksame und ihr also übergeordnete Ein-«flüsse», welche die erste Richtungsänderung zulassen. Durch Stoffwechselverschiebungen, durch Prozeßentgleisungen ermöglichen, ja schaffen sie erst die terminalen Cancerogene. Solche Funktionsverfälschungen bewirken die Replikation schon vorher ubiquitärer, onkogener Virus-Nucleinsäuren und können dadurch die bösartige Entgleisung einleiten (G 20).

VIRCHOW, als Hauptinitiator des cellularen Krebskonzeptes, war sich durchaus noch darüber im klaren (A 8), daß die Geschwulstzelle prinzipiell nicht von anderen Körperzellen unterschieden werden kann. MIDER summiert die gleichgebliebene Erfahrung folgendermaßen: «Es gibt keine exakte Korrelation zwischen der Struktur des bösartigen Tumors und den biologischen Eigentümlichkeiten.» Beispielsweise zeitige gleicher Entdifferenzierungsgrad dennoch unterschiedliche Überlebensdauer. Die histologische Klassifizierung sei wertlos für die Vorhersage der Entwicklung beim einzelnen Menschen. Anatomisch-histologisch gut differenzierbare Krebsarten zeigten große Verschiedenheiten hinsichtlich ihrer Entwicklungsdauer. Bezüglich des Bösartigkeitsgrades spielten verschiedene Faktoren eine Rolle, die dem Histologen unbekannt bleiben. Cancerogen aktive Substanzen könnten «bei unterschwelliger Dosierung zu örtlichen Gewebsveränderungen führen, die keinen echten Krebs hervorrufen». Die morphologische Technik sei also nicht imstande, eine Definition aller biologischen Eigentümlichkeiten der verschiedenen Krebsarten zu geben (M 10).

Das belegen auch Plattenepithelwucherungen infolge von Rivanol-Wundbehandlung (G 15), die trotz voller Rückbildungsfähigkeit von carcinomatösen Wucherungen histologisch nicht zu unterscheiden waren. REIFFERSCHEIDT und BREUER bestätigen: «Histologisch gleichartige Zellen können unterschiedliche Funktionen zeigen... Der Stoffwechsel gutartiger Tumoren steht bei manchen Dickdarmpolypen dem Carzinomstoffwechsel näher als dem normaler Zellen. Und multiple, histologisch gutartige Polypen weisen eine stärkere Entartung der Zellfunktion auf als Solitärpolypen.»

So kann es nicht wundernehmen, wenn der Pathologe sich angesichts der Krebsdiagnostik überfordert sieht. Es resultieren daraus Klassifizierungen wie «zeitweises Ruhen des destruktiven Wachstums» (K 9). Dabei kann dann ein derartiges, nur mikroskopisch so definiertes Carcinom eben «okkult» bleiben oder jedenfalls «passiv über ein halbes Menschenleben; ebenso wie metastatische Zellen eines aktiven Tumors lange Zeit schlummern können» (P 2, 3).

Sehr eindrucksvoll ist in dieser Hinsicht der Krebs an der Vorsteherdrüse des Mannes. Er findet sich, mikroskopisch, bei 90% aller Männer über 70 Jahre, obschon nur etwa 5% daran sterben. Man spricht daher von «zwei klinisch verschiedenen Prostatacarcinomarten... mit gleicher Häufigkeit» (N 2), deren eine Art «ungewöhnlich langsam» verlaufe. Hier beantwortet das Mikroskop die entscheidende Frage, ob bösartig oder nicht, mit genau 50prozentiger Verläßlichkeit, d.h. also gar nicht.

Der Urologe spricht sich so aus: Jeder vierte Mann jenseits 50 hat einen «mikroskopisch gesicherten» Prostatakrebs, doch nur in fünf Prozent der Fälle träten auch Krankheitserscheinungen auf. Das heißt konkret: In den USA leben etwa 16 Millionen Männer im Alter von 50 und mehr Jahren. Man muß also mit «mikroskopisch gesichertem» Prostatakrebs bei 4 Millionen Einwohnern rechnen, wovon 200000 dann auch manifest erkranken. Würden alle vier Millionen operativ «gerettet», so wäre bei einer Operationssterblichkeit von nur 1% zunächst mit 40000 Operations*toten* zu rechnen. Wie viele von ihnen wären wirklich an Krebs gestorben? Wie viele der «Geretteten» aber würden von ihrem «Krebs» kaum je etwas bemerkt haben, geschweige denn daran gestorben sein? *So* freilich lieferten sie eine Armee von Impotenten oder anderweit Operationsgeschädigten (R 11).

Unter den Geschwülsten der Haut finden sich besonders viele, die nur mikroskopisch «Krebs» genannt werden. Ihrem Verlauf nach sind sie oft recht harmlos, gerade auch wenn man sich *nicht* auf «wissenschaftliche» Behandlung einläßt. Das maligne Melanom aber gehört zu den wenigen bösartigen Geschwülsten der Haut. Solche Patienten vertragen die Segnungen der «heroischen» Krebstherapie außerordentlich schlecht. Das Mikroskop aber vermag auch hier nicht die Schafe von den Böcken zu unterscheiden. Selbst bei geringer Zellteilungsaktivität verlaufen die Fälle ebenso oft günstig wie ungünstig. Daran hat aller «Fortschritt» nichts geändert. Der Volksmund, wenn er es einmal durchschaut, wird sagen: «Sobald der Hahn kräht auf dem Mist, ändert sich 's Wetter – oder 's bleibt, wie's ist.»

Die Morphologen erläutern auch, warum das so ist (B 20, G 19). Der Prozeß der Cancerisierung läßt als Ausdruck krankhafter Stoffwechselprozesse am histologischen Schnittpräparat mehrere Phasen unterscheiden. Besonders augenfällig sind dabei zahlenmässige Veränderungen des Chromosomenbestandes. Einer anfänglichen Vermehrung (Polyploidisierung) folgt mit fortschreitender Zellschädigung wieder Verringerung der Chromosomenzahl und schließlich erneute Polyploidisierung, jetzt als Zeichen beginnender Bösartigkeit. Bis zur ersten Chromosomenvermehrung sei der Prozeß gutartig, bei der zweiten irreversibel. Ob aber eine erste oder eine zweite Chromosomenvermehrung vorliegt, das eben verrät das Mikroskop häufig nicht. So liefert die seitherige Mikrodiagnostik am *Ende* der Krebskrankheitsverläufe mehr richtige Diagnosen, in den *früheren* Stadien mehr falsch-positive, insgesamt also keine verläßlichen.

Der histologische Krebsbefund «bedeutet eben noch lange keine derartige Erkrankung» (E 1), denn die «biologische Wertigkeit» (G 21) ist mikroskopisch nicht zu erfassen. Besonnene Ärzte verwahren sich dementsprechend gegen Überwertung der Zellmethoden (G 2, S 36), denn «die Tendenz einer Gleichsetzung klinischer Krankheitsbilder mit pathologisch-anatomischen, speziell histologischen Bildern ist mit vielen Fehlerquellen behaftet». Hinsichtlich des Muttermundkrebses sehen DIETEL und FOCKEN im sogenannten kolposkopisch atypischen Epithel «zwei verschiedene Prozesse: gutartige und carcinomatöse», worüber freilich das Mikroskop die Antwort schuldig bleibt. So sah KOTTMEIER bei neunjähriger Beobachtung nur in 7% der Fälle invasives, bösartiges Wachstum entstehen. Viele sprechen daher vom «noninvasiven Carcinom».

KRONE stellte ausführlich die Problematik dar, mit der sich bereits viele mikroskopisch versierte Untersucher befaßten; im Heilungsfalle könne nicht ohne weiteres von Krebsheilung gesprochen werden. CHEATLE, ADAIR u. v. a. halten viele der «erfolgreichen» Krebsoperationen für Fehldiagnosen. Auch CRILE spricht von «vielen Operationen – zeit- und geldverschwendend – die zum Schutz gegen Krebs durchgeführt und erduldet werden, ... der sich wahrscheinlich niemals entwickelt hätte». LAUDA: «Die krebsige Entartung eines Magengeschwürs ist nach den klinischen Erfahrungen wesentlich seltener als nach den histologischen Befunden.»

BLOND empfiehlt rundheraus, «die Hoffnung zu begraben, daß uns jemals die Histopathologie eine Antwort auf Fragen des Wachstums und des Lebens sowie ihrer Störungen zu geben» vermöchte. Denn «die nicht echten Krebse, die Scheincarcinome, haben mit der echten Krebskrankheit des Menschen nur ein Symptom gemeinsam: den histologischen Befund». SCHILLER bezeichnet solche Fälle als «eine besondere Carcinomart», die als postoperativer Nebenbefund (F 4) zunehmend häufiger in die Erfolgsstatistik Eingang finden. Sie sind es, die Scheincarcinome (L 17, 18, 19), welche neben den immer früher erfaßten echten Krebsfällen das trügerisch günstige Bild unserer therapeutischen Situation zunehmend stärker bestimmen.

NISSEN (N 3) illustriert ihr Zustandekommen mittels zweier Brustkrebspräparate, die der Histopathologe nach fachgerechter Routineuntersuchung als gutartig klassifiziert hatte. Nach ausgedehnten weiteren Serienschnittuntersuchungen vermochte ein anderer Experte in sechsmonatiger Arbeit für 2 Präparate dennoch die – histologische – Malignität nachzuweisen. Diese Art «Krebs»-Diagnostik ist ersichtlich eine Fleißfrage und ergänzt BIERS Sarkasmus: «Wenn ich eine Statistik sehe, dann ist mein erster Gedanke, hier wird ungeheuer gemogelt.»

Die Erkennung der echten Krebskrankheit des Menschen erfolgt also in mehrerlei Hinsicht als «gleitende Diagnose» (K 15). «Die Furcht vor dem diagnostischen Fehler» (D 9, 11) stellt sich der histologischen «Tendenz zur Überdiagnose» (L 4) an die Seite. Diese wird jedoch der Schicksalsfrage des Patienten nicht gerecht. «Wir haben kein Maß der Bösartigkeit.» Die Anschauung ist «überholt, daß die (histologisch) bösartigen Tumoren sich alle gleich verhielten». Wo bessere Behandlungsergebnisse berichtet werden, vermutet LEES einen «Histologen mit weniger strengen Kriterien der Bösartigkeit». Bereits HENSCHEN beschuldigt die «subjektive Einstellung des Untersuchers für Urteilsfehler … Dazu kommt, daß Geschwülste gleichen mikroskopischen Gesichts klinisch verschiedene Entwicklungsrichtungen nehmen.» DOUGLAS beklagt die Häufigkeit «falsch positiver histologischer Krebsdiagnosen».

W. FISCHER wirft ein Schlaglicht auf die Rolle, welche das Alter beim Zustandekommen der «histologisch gesicherten Krebs»-Diagnose spielt, nicht nur des Kranken, sondern des Pathologen Alter! Denn «auch beim wirklichen Fachmann wird die histologische Diagnose um so ‹sicherer› gestellt, je jünger der Betreffende ist», so schreibt etwas bitter der im Dienst ergraute Histologe. GRAFFI berichtet von der großen Fragwürdigkeit der einzelnen, mikroskopisch sichtbaren Kriterien für Krebs, LEES von der *relativen* Malignität der individuellen Krebse, SCHMIDT von Autonomie*graden* und Malignitäts*stufen* in fließenden Übergängen.

Das läßt sich auch so sagen, daß möglichst niemand merkt, wie

weitgehend die Mikrodiagnostik damit ad absurdum geführt ist. Bei
ALBERTINI klingt der Sachverhalt etwas blumenreicher: «Es ist eine
alte Tradition, nach dem ‹Entweder-Oder›, d. h. ‹gut- oder bösartig›,
zu fragen. Wir können behaupten, daß diese einfache Frage in den
allermeisten Fällen vom histologischen Standpunkt aus zu beantwor-
ten ist, weil wir bestimmte, und zwar ziemlich viele Kriterien ken-
nen, die eine solche Antwort zulassen. Bei eingehender Prüfung des
Malignitätsproblems müssen wir aber zugeben, daß es in dieser einfachen Weise nicht mehr befriedigend gelöst ist. Die Fortschritte
auf dem Gebiete der histologischen Geschwulstforschung einerseits
und der Ausbau der Geschwulsttherapie andererseits haben zu einer
Erweiterung des Malignitätsproblems geführt und haben z. T. auch
ganz neue Fragestellungen ergeben, die mit dem ‹Entweder-Oder›
nicht mehr zu erfassen sind.» Auf Berlinisch also etwa «Jacke wie
Hose...»

WARTMANN, WILSON und andere verweisen auf die Grenzen der
Krebsdiagnostik aus Probeexcisionen, BLAND-SUTTON, BLOODGOOD,
BRAILSFORD, CHEATLE-CUTLER, EWING, GREIL (sämtlich bei BLOND)
auf die Grenzen der Mikrodiagnostik ganz allgemein bei Krebs.
MÜLLER betont, wie viele Pathologen, die Grenzen der morpholo-
gischen Diagnostik und die grundsätzliche Schwierigkeit der Beurteilung und prognostischen Deutung einer *möglicherweise* bösen Entwicklung; «der Perfektionismus droht das Gefühl für die Realitäten zu verdrängen». SANDRITTER hebt die Schwierigkeiten gerade der histologischen *Früh*-diagnose bei der Krebserfassung hervor.

Wie vergleichsweise unspezifisch die morphologische Sehweise ist,
veranschaulichen auch Beobachtungen beim Röntgenkrebs (G 5) mit
seiner so unterschiedlichen Histologie. Bei der Bildung multipler
Carcinome ein und desselben Individuums, beim sogenannten Mehr-
fachkrebs, können sich sogar im gleichen Körperbereich unterschiedliche Carcinomformen entwickeln; «es besteht offenbar keine Gesetz-
mäßigkeit, trotzdem es sich in diesen Fällen eindeutig um die Einwirkung der gleichen Schädigung handelt». Therapeutisch andererseits «muß man immer wieder mit dem gleichen Cytostaticum an
der morphologisch gleichen Geschwulstart neben günstigen Resulta-
ten absolute Versager feststellen» (L 7).

Es fehlt eben (S 39) an den «strukturellen Kriterien, um die schwarzen von den weißen Schafen zu trennen», wie SCHÜMMELFELDER auch im einzelnen belegt, denn nur das *biologische* Verhalten (B 23), nur der Verlauf (F 8) entscheidet. Krebs wird also zweckmäßig wiederum, wie durch Jahrhunderte (W 11), im Hinblick darauf definiert, «was Tumorzellen tun und nicht wie sie aussehen» (H 27). Sonst wird das Mikroskop leicht zum «Instrument der großen Täuschung» (August BIER) deklassiert, zum «Nulloskop» (Rudolf STEINER 9. XI. 1923); «die vergrößerte Wahrheit ist nicht mehr die Wahrheit, ist ein Scheingebilde. Man darf nicht weggehen von der Natur und sich selbst noch den Blick einsperren». Oder wie GOETHE bei Gelegenheit sagt: «Mikroskop und Fernröhre verwirren eigentlich den reinen Menschensinn.»

Erstaunlich viele Fachleute sind also ohne weiteres namhaft zu machen, die uns von ihrem Fach her kaum zweifeln lassen: Mit dem Mikroskop kommen wir dem Problem nur wenig näher. Ist das Drama gelaufen, so sagen sie uns, ja, das war der Krebs. Sind aber noch alle Figuren im Spiel, so kann auch die «vergrößerte Wahrheit» nicht vorhersagen, wie das Rennen ausgeht – vor allem nicht, wann.

Vielleicht wäre uns allen ein bißchen mehr Lebensrisiko ganz fruchtbar. Nun kommt da aber das Fallbeil des Entweder-Oder auf uns zu. Entweder du läßt dich «retten» durch meines Messers Künste, oder du bist des Todes – Krebstodes – in weniger als 5 Jahren. Freilich, das wird selten so zu hören sein. Da geht überhaupt alles dezent vonstatten, leise und kultiviert. Man *braucht* nicht mehr viel zu reden. Dafür sorgte bereits eine infinitesimale Öffentlichkeitsarbeit einschlägiger Bewußtseinsindustrien, die eine gigantische Krebsverängstung in die Menschen pumpte.

Sie wissen ja so gut Bescheid, die einzelnen Normalverbraucher, so fein dosiert und apart zurechtgemacht, wie ihnen vom daseinsschlauen Journalismus eingeflößt wurde. Nur wie ein Wissen *zustande* kommt, das weiß weder der Endverbraucher noch sein Informant in der Norm, ja oft nicht einmal der agierende Medizinmann selbst. *Man* macht das eben so. *Wenn* auch nur ein geringer – mikroskopischer – Verdacht, *dann* «besser raus». Kein Dogma im Mittelalter war de facto unberührbarer als die Krebsdogmen der ach so fortgeschrittenen Medizin einer bloß naturwissenschaftlichen Prägung. Nicht anders war vom Pfarrer zum Doktor der Weg als vom Regen in die Traufe. Wie frivol war die Scherzfragenantwort zum Unterschied beider? Der Pfarrer fülle den Acker Gottes, der Mediziner hingegen den Gottesacker.

Wohin die Fortschritte mit uns unvermerkt schreiten – und wovon fort –, das zeigt sich ja mancherorts mit fürchterlicher Konsequenz für jene, die statt ihres Mundes «Mündigkeit» des Wissens *Schaffen* suchen; welche die Mühsal nicht scheuen, dem Zustandekommen allen Wissens nachzuspüren. Denn *das* findet im menschlichen *Bewußtsein* statt.

# 4. Die Fruchtlosigkeit des cellularen Krebskonzeptes

> Auch bezüglich der Metastasierung fuhren die *nicht* operierten Patienten besser als die operierten.
>
> Hans Rieder

Die Mikrodiagnostik bei Krebs, das zeigte sich erst im Laufe der letzten Jahrzehnte, unterliegt also starken Einschränkungen ihrer Kompetenz. Sollen diese allmählich auch realisiert werden, so ergeben sich eine Reihe von Folgerungen, deren einige hier skizziert seien.

Zunächst ist ja die Mikrodiagnostik sogar zum *Ausschluß* eines Krebsleidens am Krankenbett recht unverläßlich, wofern histologische Schnittebene und histologisch sichtbares Krebsgewebe örtlich oder zeitlich nicht zusammenfallen. «Man darf also dem Biopsiebefund nicht kritiklos vertrauen» (K 17). Hier wird jedoch der Verlauf die Beteiligten nicht im Zweifel lassen, zumal der kranke Mensch die biologischen und die seelisch-geistigen Belastungen derartiger diagnostischer Eingriffe nicht gut verträgt. Die histologische Krebsdiagnostik krankt also an Simultan- *und* an Sukzessivdiskrepanz gegenüber den Lebenswirklichkeiten solcher Patienten und belastet uns mit einer ganzen Reihe von Hemmnissen in Forschung und Therapie.

So besagt die Mikrodiagnostik auch der echten Krebskrankheit des Menschen durchaus nicht «Tod in weniger als 5 Jahren», wie das entscheidende Kriterium unserer Erfolgsstatistik doch glauben macht. Die noch anstehende Lebenserwartung ist vielmehr in erster Linie eine Frage des Zeitpunktes, in welchem die Diagnose gestellt wird (H 17), sodann der sogenannten Abwehrkraft des Kranken.

Die histomorphologische Krebsdiagnose besagt überhaupt nicht dasjenige verläßlich, was Patienten und Ärzte sich darunter vorstellen, wenn sie sich zu so eingreifenden und folgenreichen therapeutischen Maßnahmen wie Radikaloperation, Bestrahlung und/oder Chemotherapie entschließen. Denn das so definierte «Krebs»-Gewebe kann durchaus ruhend verharren, ohne die Lebenserwartung zu trüben oder wesentlich zu trüben. Es sei nur an die Verhältnisse bei Prostatakrebs erinnert. Aber selbst bei verringerter Lebenserwartung würde die Abwägung durchaus offen sein (D 3), ob der Kranke den fruchtbareren Krankheitsverlauf mit oder ohne gewaltsame Zellvernichtungsbehandlung erlebt (L 22, 26). Auch solche Problematik war den Alten bereits vertraut, wie beispielsweise FALLOPIO um 1560 zum Ausdruck bringt: «Quiescente cancro medico quiescendum.» (Bei ruhendem Krebs sei zurückhaltend der Arzt, oder mit anderen Worten: Ruht der Krebs, so rühr ihn nicht an mit grober Hand.)

Darüber hinaus ist eben dem mikroskopischen Befund nicht abzulesen, ob er überhaupt mehr besagt als eine harmlose Gewebsreaktion auf äußere Einflüsse (G 15), die mit der echten Krebskrankheit des Menschen nur das histologische Symptom gemeinsam hat. Auf die Alternativfrage «Krebs oder nicht» antwortet das Mikroskop nicht viel anders als mit einer Wahrscheinlichkeit von eins zu eins – und läßt uns damit oft «so klug als wie zuvor». Erst im Seziersaal spricht es Gewißheit, nach klinischer Sicherung durch den Verlauf.

Mit der Mikrodiagnostik kann es uns leicht ergehen wie bei der Vergrößerung photographischer Bilder. Über dem vergrößerten Detail geht zunächst das Gesamtbild verloren, hernach fällt auch der reduzierte Bildinhalt dem Auflösungsvermögen des Bildrasters zum Opfer. Nur durch größeren Abstand kommen wir wieder zu einem gesamthaften, wirklichkeitsgemäßen Bildeindruck. Dann haben wir jedoch wieder den ursprünglichen Sehwinkel. Das Mikroskop erweist sich, so gesehen, als ein modernes Orakel in wissenschaftlichem Gewande und gemahnt uns durchaus der Möglichkeit iatrogener Schäden durch den Arzt (L 17, 21).

Ist die Verantwortung in diesen Fragen auch dem Arzt und Forscher anvertraut, so trägt das Risiko doch der Patient. Auf den biologischen Preis der therapeutischen Folgerungen des cellularen Krebskonzeptes werfen die Untersuchungen von RIEDER (R 8) ein Licht. Er lieferte den pathologisch-anatomischen Nachweis, daß bezüglich der Metastasierung der *nicht*operierte Patient besser fährt als der operierte. Bei WEBER u.a. finden sich Zusammenstellungen über das Für und Wider des diagnostischen Eingriffs der Probeexcision. Hier lautet das Ergebnis etwa eins zu eins.

Die vielen warnenden Stimmen gegen derartige Maßnahmen legen den Schluß nahe, daß eben diejenigen Patienten solche Eingriffe besser ertragen, die nicht an der echten Krebskrankheit des Menschen leiden, sondern davon nur das histologische Symptom aufweisen. Gerade sie aber konnten der diagnostischen Gefährdung durch das cellulare Krebskonzept leicht entraten.

Noch schwerer wiegt der biologische Preis derartiger Verfahren, welcher auf folgende Weise zustande kommt. Auch die *falsch*-positive histologische Krebsdiagnose zieht gewöhnlich die ganze Prozedur der klassischen Krebstherapie nach sich, vorsorglich oder sicherheitshalber, wie man sagt. Eine derartige Stempelung löst aber nicht selten, ob mit oder ohne ausdrückliche Bekanntgabe der «wissenschaftlichen Diagnose», das in der Psychologie so benannte «Aha-Erlebnis» beim Patienten aus, das seine gewaltige suggestive Kraft auch negativ entfalten kann. Seelische Momente hinsichtlich körperlicher Folgen (D 12) werden ja allmählich doch bewußter in Rechnung gestellt, so endlich auch bei Krebs (L 21). «Der Mensch ohne Ich» (B 14) unterliegt derartigen fremden Prägekräften mit besonders wenig «Abwehrkraft» und gelangt durch den Arzt in eine Konstellation, welche ihrerseits das nachträgliche Gültigwerden einer zunächst sehr fragwürdigen histologischen Krebsdiagnose bewirken kann.

Cellulare Interpretation unter der «Furcht vor dem diagnostischen Fehler» (D 11) kennzeichnet die Dynamik, in welcher der Arzt die Krebspatienten sieht. Seine Haltung wird leicht negativ und beeinträchtigt den «Arzt als Arznei» (J 2) in seinem Heilvermögen. SCHULTEN macht die bittere Feststellung, und sie trifft auch für die Krebssituation zu, daß die allzu genauen Untersuchungen dem Patienten oft nichts nutzen, uns Ärzten aber die therapeutische Unbefangenheit rauben. Eine solche ärztliche Befangenheit – immer auf Grund des cellularen Krebskonzeptes von der Endgültigkeit und Unaufhaltsamkeit einer einmal entarteten Zelle – wirkt auf den Krebskranken negativ, ja «tötend» (K 16). Wie solche Dynamik der «Reichweite des menschlichen Geistes» bereits auf unbelebte Objekte wirkt, verdeutlicht RHINE, und zwar zur vollen und experimentell gesicherten, reproduzierbaren Evidenz an gewöhnlichen Spielwürfeln mit ein bis sechs Augen. Die Würfel fallen tatsächlich mit überwahrscheinlicher Häufigkeit so, wie ich mir das vorstelle. SCHROEDTER stellt im therapeutischen Bereich die «Präsenzwirkung» des Helfers daneben.

Die Unfruchtbarkeit des cellularen Krebskonzeptes ist aber nicht nur therapeutisch ein ausgesprochener Hemmschuh, sondern auch für die Forschung. Wir kommen darauf zurück. So werden u. a. mit scheinbarer Berechtigung echte Krebsfrühsymptome statistisch verwässert und der röhrenförmigen Gesichtsfeldeinengung des Mikroskops zum Opfer gebracht, soweit sie funktioneller Art sind oder jedenfalls nicht mikroskopisch sichtbar. Denn selbstverständlich fehlen sie dort, wo nur der mikroskopische Scheinkrebs vorliegt. Als echte Frühsymptome sind sie dagegen bei solchen Menschen bereits nachweisbar, bei denen das mikroskopische Krebsbild noch aussteht. Sei es, daß die Probeexcision nicht die entscheidende Stelle traf oder daß der Krankheitsprozeß noch nicht weit genug gediehen ist oder daß er zum Stillstand gekommen ist, ja sogar auf dem Wege echter Heilung sich befindet. Daraus ergibt sich dann ganz zwangsläufig der statistische «Beweis», daß echte oder möglicherweise echte Krebserscheinungen nichts besagen – eben weil die histologische Symptomatik überwertet wird. So «tröstet die Konsequenz der Natur über die Inkonsequenz der Menschen» (GOETHE) – freilich nur auf dem Umweg über das therapeutische Massenexperiment am kranken Menschen der klassischen Krebsbehandlung und seiner Folgen.

Es ist nichts anderes als eine Annahme, daß jene bei Krebs charakteristischen Zellveränderungen auch die Krankheits*auslösung* beinhalten würden oder den Krankheits*ursprung*. Daß wir NOCH frühere Manifestationen der Krebskrankheit im Mikroskop nicht sehen können, besagt nichts gegen deren Existenz. Offenbar lassen sich durchaus frühere als «frühe histologische Krebssymptome» auf der funktionellen Ebene charakterisieren. Man denke nur an die vielen Krebsproben und Krebstestmethoden. (A 1, B 12, B 15, E 3, F 15, G 3, H 15, H 21, K 1, N 4, P 8, S 6, S 21, W 8, W 10 u. a.)

Um deren Wert oder Unwert zu ermessen, wird man jedoch zunächst nur solche Krankheitsverläufe berücksichtigen können, deren wahre Natur durch den Hergang als echte Krebskrankheit des Menschen besiegelt ist. Scheidet man, wie VERTESI empfahl, alle anderen Arten von Krankheitsverläufen aus und berücksichtigt man den Charakter derartiger funktioneller Proben als Vor- und Frühsymptome, bei denen das mikrodiagnostische Charakteristikum NOCH nicht vorliegt, dann werden die biologisch risikofreien Krebsproben ihren Wert klarer erweisen als bei Durchmischung des Forschungsmaterials mit Scheinkrebskrankheiten.

Solche ungefährlichen Testverfahren sind durchaus vorhanden. Sie sagen in Summation oft mehr über die wirkliche Gesundheitssituation des Patienten als die, wie sich zeigt, wenig verläßliche Röhrenschau auf Zellen. Man denke nur an die ausgedehnte Literatur über das KAELIN-Steigbild oder besonders das Blutkristallisationsbild nach E. PFEIFFER (Selawry).

Der oft noch immer vermutete *ursächliche* Stellenwert histologischer Veränderungen bei Krebs entbehrt eines Nachweises seiner Berechtigung. Die dafür ins Feld geführte Erfolgsstatistik gewaltsamer Zellvernichtungsbehandlung ist durch die tatsächlichen Krebssterbeziffern widerlegt und erweist bei nüchterner Analyse einen gewissen Fiktivcharakter (L 18, 24). Selbst wenn sich aus der Summe der histomorphologisch behaupteten Krebse die echten von den histologischen Scheinkrebsen differenzieren lassen, bleibt noch immer die therapeutische und prophylaktische Hauptfrage, wie man eben der «bösen» Zellentartung steuern könne. Denn ersichtlich unterliegen den äußeren Krebsschädigungen viel mehr Menschen, als dann an Krebs erkranken. Es bleibt die Frage, wie man die individuelle «Abwehrkraft» so stählen kann, daß auch die Krebskandidaten gegenüber Krebsauslösung so gefeit bleiben wie ihre Mitmenschen auch, die unter gleichen äußeren Umständen eben *nicht* an Krebs erkranken.

Wir sehen also aus verschiedenen Richtungen: Der Krebsrätsel Lösung offenbart die Zelle nicht, weder diagnostisch noch therapeutisch. Unser Fragen bleibt ohne verwertbare Antwort, die Forschung gelangt an kein Ziel, das verlohnt. Wer des Menschen Schicksal und Leiden am Menschen *vorbei* betrachtet, der führt statt zur Heilung ihn «hinters Licht». Wie werden wir ihn trugfrei beraten?

# 5. Außercellulare Komponenten bei Krebs

> Wo die ordnenden Kräfte nicht tragen, da nehmen die
> Mächte der Tiefe die Last auf sich und schleppen sie dem
> Abgrund zu.
>
> Reinhold SCHNEIDER

Hier erheben sich also fundamentale Fragen nicht technischer, sondern *erkenntnis*-methodischer Natur. An analytischer Perfektion der sinnenfälligen Untersuchungsmöglichkeiten gebricht es mitnichten. Sondern zu einer förderlichen Verstehweise fehlt es vor allem an intuitiver Bewältigung der bereits vorliegenden Beobachtungen und ihrer *mensch*-gemäßen Bewußtseinsgänzlichung. Denn erst Wahrnehmung und Denken *zusammen* vermitteln Vorstellung und Begriff einer Wirklichkeit. Nach fruchtbarerer Bewußtseinsaktivierung wird aber nur suchen, wer sich der Ausweglosigkeit *seitheriger* Denkgewohnheiten durch Erlebnisüberzeugung vergewisserte. Reicht das Begriffsinstrumentarium cellularen Denkens für die Realität des Kranken nicht zu, so wird die Suche nach umfassenderen Erkenntnismethoden unausweichlich. Insbesondere ist das zu erarbeiten, was bereits geahnt ist und in vorläufiger Weise als «Abwehrkraft» bezeichnet wird.

Ein hierhergehöriger Fragenkreis betrifft die Tierversuche bei Krebs. Er berührt den seelisch-geistigen Aspekt des Leidens (K 1, L 21) und verdeutlicht die Unangemessenheit der cellularen Auffassung. Die Diagnose einer eigentlichen Entsprechung der echten Krebskrankheit beim Tier ist ja weitestgehend auf den histologischen Gewebsbefund angewiesen. Dieser vermag den weiteren Verlauf nicht so vorherzusagen, wie wir zur Inkaufnahme der folgenreichen Behandlungsmaßnahmen von Operation und Bestrahlung für unsere Kranken bedürften. Die Mikrodiagnostik liefert bereits beim Menschen falsch-positive Diagnosen der Krebskrankheit in hohem Ausmaß und vermag falsch-negative nicht auszuschließen. Tierexperimente bei Krebs sind also von äußerst fragwürdigem Wert schon allein wegen des histologischen Unverläßlichkeitsfaktors.

Hinzu kommt ein noch wenig durchschautes Moment jeder Art

Experimentierens. Die Physiker haben derartige Komponenten schon früher bemerkt und veranschlagt, wie der Experimentierende bereits durch Fragestellung und Versuchsanordnung unweigerlich *selbst* auf sein Forschungsergebnis Einfluß nimmt. Darüber hinaus müssen endlich jene verlaufsbestimmenden oder -mitbestimmenden Einwirkungen Berücksichtigung finden, welche als «Reichweite des menschlichen Geistes» (R 5) so eindrucksvoll verdeutlicht wurden. Es sind eben nicht nur die toten Würfel, welche ceteris paribus mehr oder weniger so fallen, wie ich mir vorstelle. Eine unvoreingenommene Denkweise kann nicht daran vorbeigehen, daß so manches «gesicherte Wissen» gründlicher Revision unter erweiterten Gesichtspunkten bedarf. Denn Experimente «beweisen» zuweilen nicht mehr als die vorgefaßte Lieblingsidee des Forschers.

Gelten derartige Erfahrungen schon im Bereich des Physischen, Toten, so muß der Biologe für das Reich der Lebensabläufe, der Tierforscher hinsichtlich beseelter Wesen noch viel komplexere Zusammenhänge veranschlagen. Bezüglich des freien Bewußtseins, des potentiell freien Vorstellungslebens beim Menschen kommen schließlich jene schwer übersehbaren Einflüsse in Betracht, die z.B. als Suggestion (D 12) jeder Schattierung für den Verlauf des Menschenlebens und seiner Krankheiten so weitreichende Bedeutung haben. Es sei nur etwa an die «Placebo»-Versuche im doppelten Blindversuch erinnert. Hiernach wird es geradezu unsachgemäß, wenn wir das eigentliche Wesen, den Naturablauf und die therapeutische Beeinflußbarkeit der menschlichen Krebskrankheit im Tierversuch studieren wollen.

Mit der Stufe einer geistig freien und verantwortlichen Instanz ist auf den *eigen*-tlichen Gegenspieler blinder Zellverwirklichung hingewiesen. Eine solche Instanz ist im einzelnen Tier überhaupt nicht veranlagt. Die schöpferisch gestaltende Prägekraft des individuellen Wesenskernes ist es, welche aus den biographischen Begegnissen ihre Schulung herleiten kann, um zur großen Melodie der Menschheitsentwicklung ihren angemessenen Beitrag zu leisten und dementsprechend ihre individuelle Note auch bis in die Stoffwechselfunktionen (L 9, 10, 21) und Zellkonfigurationen des eigenen Leibes hinein zu verwirklichen. Der Hilfsbegriff einer darniederliegenden «Abwehrkraft» ist nur ein anderer Ausdruck, gleichsam das fotografische Negativ für die unangemessen entfaltete, für relativ unterentwickelte Schicksals-Gestaltungskraft des Krankenden. Hier also muß die Forschung ansetzen, soll sie etwas ausrichten bei Krebs: als Schicksalsforschung und Wesenserkenntnis des Menschen.

Die *eigen*-tlich menschliche Kraft ist es, die Prägekraft einer Individualität, welche AUSdruck sucht bis in die Zellengestaltung – und nicht findet, nicht angemessen, nicht zureichend findet. Sie liegt darnieder, sie unterliegt dem Stoff-Pol blinder Vitalität. Der obere, der geistig-seelische, der Präge-Pol des Patienten bedarf therapeutischer Kräftigung, wo Zellenleben auf Primitivstufe wuchert in urtümlicher Omnipotenz (L 20, 22). Das cellulare Denken verschwendet seinen Aufwand daher an Folgeerscheinungen und sieht an deren Zustandekommen vorbei. Nach der Konsequenz der Natur kann aus Täuschung dann notWENDig nichts anderes als Ent-*täuschung* heraushelfen. Daher bleibt eine wirksame Krebsvorsorge gerade dem cellularen Konzept dieses Leidens unerreichlich, und zwar nicht nur vorderhand, sondern im Prinzip.

Wir sehen also auf *einen* Blick: Die bewundernswerte Perfektion des mikromorphologischen Lehrgebäudes diagnostiziert den Krebs verläßlich erst nach dem Finale. Am Krankenbett jedoch, beim einzelnen Patienten, erst recht bei der Vorsorgeuntersuchung, vermögen die histologischen Charakteristika den floriden Verlauf vom «ruhenden Krebs» kaum zu unterscheiden, ja nicht einmal von harmlosen Gewebsreaktionen zu differenzieren. Selbst bei der echten Krebskrankheit des Menschen besagt das Mikroskop nichts über die «Abwehrkraft» des Kranken. *Sie* aber entscheidet das Geschick nach ihrer therapeutischen Beeinflußbarkeit. Sie ist Wesensausdruck des ganzen Menschen nach Leib, Seele, Geist, Biographie und realisiert, was somatisch und psychisch nach Förderung und Belastung ihm zuteil wird. Auch zum Krebsausschluß ist das Mikroskop nicht zuverlässig, wenn Schnittebene und cellularer Krankheitsausdruck örtlich oder zeitlich differieren. Dieser histologische Irrealitätskoeffizient widerlegt weitgehend das cellulare Krebskonzept, das sich mit seiner «irreversiblen Krebszelle» als Hemmnis erwies für Heilung, Forschung und Vorsorge gegenüber der echten Krebskrankheit des Menschen.

Ob wir nun heilerisch mit der «Bösartigkeit» zurechtkommen werden, auch wie das anzustellen sei, steht vorerst dahin. Wir werden sicherlich zu *ent*-decken suchen müssen, was eigentlich *dahinter*steckt, wie umgekehrt, was andererseits jener ominösen Abwehrkraft zugrunde liegt. Daß aber das *Mikroskop* darüber weiterhelfen könne, das hat sich doch zumindest sehr ins Ungewisse gerückt. Darin reift gerade eine Frucht weiterer Fortschritte einer bloß naturwissenschaftlichen Medizin. Als diagnostische Basis insbesondere für den Entschluß zu verstümmelnden Gewaltmaßnahmen mit ungewissem Ausgang hat sich *diese* Art Wissenschaft jedenfalls sehr in Frage gestellt.

Wie aber steht es, dessenungeachtet, mit dem Erfolgsausweis des cellularen Krebskonzeptes? Mit den «Fortschritten der Heilbarkeit des Krebses» durch «frühzeitige und radikale Operation»? Was besagen die «Heilziffern» überhaupt?

# 6. Urteilsgrundlagen zum Therapie-Effekt

> Er glaubte damals, es zu wissen, und antwortete keck
> weiter, als ob er wüßte. Nun aber glaubt er schon im
> Zweifel zu sein.
>
> SOKRATES

Die Krebsstatistik demonstriert steigende Fünf-Jahres-Überlebensquoten nach Operation oder Bestrahlung. Was besagen diese sogenannten Heilungsziffern? Eines ergibt sich bereits aus der *Konstruk-
tion* unserer Erfolgsstatistik: Sie präsentiert ihre Ergebnisse als Fünf-
Jahres-Überlebensraten der verschiedenen Krankheits-*stadien*. Eine
solche Stadieneinteilung besagt im Prinzip nur, daß die weit fortgeschrittenen Krankheitsphasen vorwiegend im Stadium IV registriert
werden, die mehr anfänglichen Krebsprozesse meist als Stadium I.

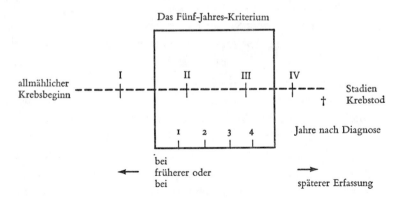

*Abb. 1: Temporale Relation, schematisch*

Das uniforme Erfolgskriterium bewirkt automatisch bei Frühdiagnose höhere Fünf-
Jahres-Überlebensraten als bei späterer Erfassung des Patienten.

Das räumliche Prinzip der *klinischen* Zuordnung von Patienten –
also je nach körperlicher Ausdehnung ihres Krankheitsbefundes –
bringt es mit sich, daß auch besonders rasant verlaufende Krebs-
leiden im Stadium I gebucht werden, wenn sie früh genug zur Dia-

gnose kommen; man kann ihnen den besonders bösartigen Verlauf nicht von vornherein ansehen. Andererseits werden im Stadium IV Patienten registriert, *auch* im Stadium IV, die einen ganz besonders langsamen Krankheitsverlauf aufweisen; auch das läßt sich allenfalls durch längere Beobachtung erschließen. Im allgemeinen bewirkt jedoch die statistische Kollektivierung des Krankengutes, daß im Stadium IV vorwiegend solche Patienten gezählt werden, deren noch anstehende *natürliche Lebenserwartung* erheblich kürzer ist als die Lebenserwartung der unter Stadium I registrierten Kranken, welche mit vorwiegend früh- und frühsterfaßten Leiden diagnostiziert werden.

Diese Statistik bringt also zunächst nur einen ganz trivialen Sachverhalt in Tabellenform, denn früherfaßte Patienten haben notwendig im allgemeinen noch länger zu leben als spätdiagnostizierte. Unterwirft man beide Kollektive dem gleichen Kriterium fünfjähriger Beobachtung, so ist die sogenannte Fünf-Jahres-Heilung in der frühen Gruppe selbstverständlich größer als in der spätdiagnostizierten *(Abb. 1)*. Diese Differenz muß zunehmend krasser werden, je mehr die Früherfassung noch immer weiter *vor*verlegt wird. Das gilt nicht nur für Krebs und hat mit der Therapie nichts zu schaffen. Das ist vielmehr ein logischer Fundamentalzusammenhang, den wir hier zur Verständigung als *temporale Relation* bezeichnen.

Die Ziffer fünf einer «Fünf-Jahres-Heilung» hat dabei wenig mehr als Zufallsbedeutung. Die Sache gilt im *Prinzip*, auch wenn man sich mit «Zehn-Jahres-Heilungen» brüstet. Ebenso wenn bei «besonders bösartigen Krebsen» nach wie vor von drei- oder zweijährigen Überlebensraten gesprochen wird. Derartige «Forschungen» tragen nur wenig zur fruchtbaren Lebensgestaltung bei, weder bei Geschwulstkranken noch bei Gesunden. Es sei denn, sie belebten die Jahrtausende alte Mahnung *principiis obsta,* den Anfängen widerstehe.

Warum aber sollte die Krebsforschung so unsensationelle Direktiven verfolgen, wenn gerade Menschen mit «bös»-artigen Erkrankungen so unzugänglich bleiben für die entscheidenden Schritte fruchtbarer Selbstverwirklichung, für die *eigenen* Schritte der Lebensgestaltung, Lebens-*um*-gestaltung, für die *frühzeitigen* eigenen Initiativen? Diese Freiheits-Problematik des individuellen Krebskandidaten wird uns noch zu beschäftigen haben (L 21).

Über den Wert der durchgeführten *Behandlung* besagt eine solche Statistik deswegen nichts, weil VERSCHIEDENE Krankheitsstadien ein und derselben Statistik verschiedene natürliche Lebenserwartung aufweisen, schon von vornherein. Wenn die operative Behandlung im Stadium IV keine günstigen Fünf-Jahres-Quoten bringt, so *könnte* sie das zwar, möglicherweise, im Stadium II oder I bewirken. Aber eine derartige Statistik vermag das nicht zu *beweisen*. Der Erfolg *kann* vielmehr teilweise oder ganz darauf beruhen, daß dem früheren Zählbeginn ohnehin eine natürliche Lebenserwartung von *mehr* als fünf Jahren entspricht. Zudem besagen die Fünf-Jahres-Quoten nicht das mindeste über etwaige *Heilungen* von Krebs, weil der Krebstod auch *nach* Ablauf von fünf Jahren noch erfolgen kann. Es ist lediglich eine Frage des publizistischen Aufwandes, bis man nahezu *hundert Prozent* derartiger Fünf-Jahres-Heilungen «erreicht». Dabei brauchen sich die tatsächlichen Krebssterbeziffern nicht um einen einzigen Fall zu vermindern. Das erinnert recht lebhaft an unsere Situation: Wir realisieren seit Jahrzehnten frühere Diagnosen, und wir verzeichnen dennoch sogar ansteigende Krebssterbeziffern. Diese einfachen Zusammenhänge werden im Überschwang der therapeutischen Erfolgsgewißheit leicht außer acht gelassen. Sind wir insoweit einem billigen Trick anheimgefallen?

Die Sache ist so enttäuschend einfach, daß man sie beiseitewischen möchte. Man will nicht wahrhaben, daß «so etwas» im Spiel sein könne bei den ernsthaften Problemkreisen lebensgefährlicher Körperverletzung gegen Unheilbarkeit in menschlicher Schicksalserleidung. Doch haben wir uns nicht an Krasseres gewöhnt? Unser Alltag ist durchsetzt von vielen weiteren gewichtigen Unglaublichkeiten. Wie oft waren Flugzeugentführung, Bankraub, Geiselnahme, ja Vernichtungslager begünstigt dadurch, daß niemand «so etwas» auch nur in Rechnung stellen mochte. Wie leicht wird ein Geschehnis gerade dadurch erst ermöglicht, daß wir es nicht für möglich halten?

# 7. Temporale Relation
## und Stadienausweitung nach vorn

Bei vielleicht zehnjährigem Gesamtverlauf erscheint
selbst der Gewinn von, allenfalls, einigen Monaten – und
was für Monaten – von geradezu trivialer Bedeutung.

Pierre Denoix

Die Aufklärungsarbeit mit dem Ziel einer früheren Erfassung zwecks
früherer Operation der Krebskandidaten fand zunehmend breiteres
Echo und geht erst recht an einer werbungsgläubigen Bevölkerung
nicht spurlos vorüber. Abb. 2 veranschaulicht mit den Ziffern von
Adair über Brustkrebs den prinzipiellen Zug der Entwicklung.

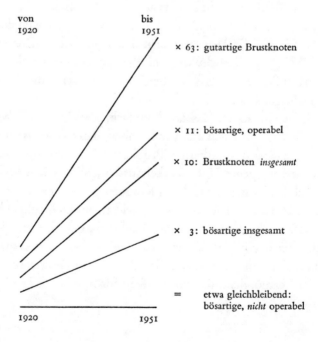

*Abb. 2a*

Die gleiche Entwicklung läßt sich auch folgendermaßen veranschaulichen:

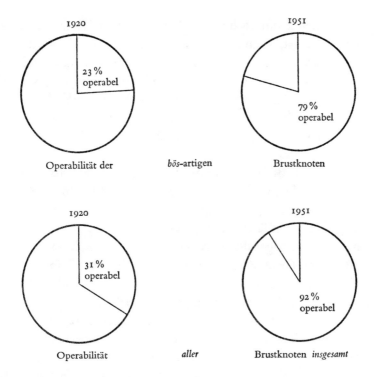

1920

23 % operabel

1951

79 % operabel

Operabilität der    *bös*-artigen    Brustknoten

1920

31 % operabel

1951

92 % operabel

Operabilität    *aller*    Brustknoten *insgesamt*

*Abb. 2b: Ziffern von* ADAIR *über Brustknoten*

Solche Zahlen illustrieren die Sensibilisierung der Bevölkerung, die frühere «Abstempelung» der Kranken, nicht deren Heilung.

Die steigende Krebsangst findet ihren Niederschlag im Ansteigen der «gutartigen Knoten» auf das 63fache binnen drei Jahrzehnten. Die «primär operablen Krebse» – das sind also vorwiegend die früherfaßten – steigen auf das 11fache. Die nicht operablen Patienten, die spät zum Arzt gekommenen, bleiben zahlenmäßig etwa gleich, während ihr *Prozent*-anteil stark absinkt. Nach diesem beliebigen Beispiel aus der Literatur hat sich der *Anteil* operabler unter allen Krebspatienten in dreißig Jahren ver*drei*facht. Fragt man nach den «Fünf-Jahres-Heilungen» des gleichen Leidens, so spiegelt die Literatur 15%–26% um die Zeit von 1920, dagegen 54%–78% um die Jahrhundertmitte, ebenfalls eine Verdreifachung also.

Wer in dem kaum noch übersehbaren Heer von Krebspublikationen darauf achtet, kann aus vielen Erscheinungen ablesen, daß die Krebs-*Früh*erfassung zunehmend häufiger realisiert wird. Sie führt zu relativ *mehr früheren* Krebsdiagnosen und -behandlungen als jemals zuvor. Die Chirurgen wissen, wie man zunehmend radikaler operieren kann – sprich «besser», d.h. leichter – nicht etwa nur der technischen Perfektion wegen, sondern weil in einer Vielzahl von Fällen *früher* operiert wird.

So schreibt z.B. BYRD ausdrücklich, daß man um 1930 fortgeschrittenere Stadien noch operierte, während der Operateur um 1955 bereits viel vorsichtiger war in der Wahl guter Risiken für seine Kunst. «Je mehr Zurückhaltung (in der Selektion der Fälle zur Operation), desto niedriger die primäre Sterblichkeit» noch im Krankenhaus (REITTER). Dieses Schlaglicht auf die Verhältnisse beim Lungenkrebs läßt uns an *diesem* Krebs miterleben, was manche anderen Krebsarten in früheren Jahrzehnten bereits durchliefen: die Verdrängung der *fortgeschritteneren* Stadien vom Operationstisch durch die *besseren* Risiken. Damit erfahren manche etwas breitspurig auftretenden «Fortschritte» der Chirurgie ihre nicht eben sensationelle Erklärung. BUSSE betont, «daß wir heute nicht selten ... in einem ganz beginnenden Stadium ohne Lymphknotenbefall sehr frühzeitig diagnostizieren und operieren können»; SUTHERLAND: «Heutzutage sind die meisten Tumoren bei der Erstuntersuchung operabel.»

Der Krebs am Gebärmutterhals mit seinen so eindrucksvoll gestiegenen Fünf-Jahres-Überlebensquoten ist nicht nur zahlenmäßig bedeutsam – er ist um 1960 wohl der häufigste Krebs der Frau überhaupt – er ist ob seiner Lokalisation auch besonders lehrreich, weil meist tastbar *und* sichtbar, daher also auch oft frühzeitig erfaßbar. Dementsprechend berichtet ZIMINA über den Gebärmutterhalskrebs von 1948–1955 mit 58% Patientinnen im Stadium I oder II, dagegen nur 3% im Stadium IV. BREITNER bringt 1962 einen tabellarischen Vergleich der Stadien I und II gegenüber den weiter fortgeschrittenen, später erfaßten Stadien III und IV. Aus diesem Beispiel ergeben sich folgende Relationen in den sechziger Jahren:

| Stadt | Fallzahl | I, II Stadien | III, IV |
|-------|----------|---------------|---------|
| Stockholm | 1721 | 68% | 32% |
| Heidelberg | 641 | 72% | 28% |
| Basel | 172 | 80% | 20% |
| Boston | 389 | 82% | 18% |
| New York | 128 | 87% | 13% |

Stadienrelation bei Gebärmutterhalskrebs, nach BREITNER.

Frühere Diagnose, frühere Operation und Bestrahlung sind das ausgesprochene Ziel einer weltweiten Krebskampagne. Nicht überall ist der Widerhall in der Bevölkerung so lebhaft wie in den USA. Dennoch zeigt sich beispielsweise in München die gleiche Tendenz (B 16): Vorverlegung der Diagnose bereits innerhalb des kurzen Zeitraumes von vier Jahren und Rückgang der späterfaßten Stadien:

| München | Fälle | I, II Stadien | III, IV | davon in Stad. IV | Fälle |
|---------|-------|---------------|---------|-------------------|-------|
| 1949 | 518 | 49% | 51% | 15, d.i. 2,9% | |
| 1953 | 515 | 56% | 44% | 14, d.i. 2,7% | |

Früherfassung bei Gebärmutterhalskrebs, nach BREITNER.

Auch die Angaben der Krankengeschichten bezüglich der Symptomdauer spiegeln die Tendenz zur Früherfassung (DIDDLE, WATTS über den Muttermundkrebs): «Während der Zeitraum vom Auftreten erster Symptome bis zur endgültigen Diagnose bei allen Altersgruppen im vorletzten Jahrzehnt noch durchschnittlich 7,4 Monate betrug, verringerte sich diese Zeitspanne in den letzten Jahren auf 5 bis 1 Monat.» Befinden sich dagegen bei der Aufnahme 47% aller Frauen bereits im Stadium IV der Erkrankung und nur 20% im Stadium I – wie das beim Eierstockkrebs zu sein pflegt, der keine echten Frühsymptome kennt – dann beträgt die Fünf-Jahres-Überlebensrate nur 22% (S 30). Die scheinbare Verbesserung der Ergebnisse während vorangegangener Jahrzehnte ist eben, wie auch WIDOW betont, vorwiegend auf die frühere Erfassung der Patienten zurückzuführen.

ZINSSER spricht vom Gebärmutterhalskrebs 1972 so: Bei immer früherer Erfassung sinkt die Zahl der invasiven Krebse; entsprechend steigt die Zahl der «Fünf-Jahres-Geretteten». Folgerung: also *noch* früher operieren.

Bei Brustkrebs zeigt sich seit Jahrhundertbeginn «deutliche statistisch signifikante Zunahme der *kurzen* Anamnese» (S 28) und abfallende Tendenz der längeren Verschleppungszeit. Dem entspricht die Zunahme der im Stadium I Gekommenen, Abnahme der mit Stadium III Aufgenommenen. Diese Vorverlegung beschleunigt sich. Um 1978 sind es bei Brustkrebs bereits über die Hälfte der Operierten, welche im Stadium I *und vorher* zur Krankenhausaufnahme kommen. Man spricht vom Stadium Null, vom Stadium nicht invasiv, Stadium «eben invasiv» – dann erst vom Stadium I.

DENOIX dämpft jeden Überschwang. Selbst der Gewinn von allenfalls einigen Monaten (und *was* für Monaten...) bei vielleicht zehnjährigem Gesamtverlauf sei von geradezu *trivialer* Bedeutung. OESER (auch G. SCHMITT) spricht ähnlich vom Speiseröhrenkrebs und ergänzt: «Die Konzentration der Krebsbehandlung (in Krankenhäusern oder in «Zentren») bietet dem einzelnen Krebskranken etwas – aber wesentlich mehr geht ihm dabei *verloren.*»

SHIMKIN mit 75000 Fällen der Jahre 1935–1951 unterscheidet drei Stadien: lokal, regional und generalisiert für alle Krebsarten. Er verzeichnet stets über 50% örtliche, also Frühfälle, und relativen Rückgang der Spätfälle. Wie stark alle Maßnahmen auf Frühfälle zugeschnitten sind, erhellt aus einem Podiumgespräch (P 9) über Krebsberatungsstellen: Im symptomlosen, im präklinischen Stadium würden die besten «Heilungserfolge» erzielt. Nach den Richtlinien 1962 des Hessischen Landeswohlfahrtsverbandes sollen «vor allem Früh- bzw. Verdachtsfälle eingewiesen werden, weil dieses Stadium der Erkrankung für die Aussicht auf Heilung am günstigsten ist» (R 7). «Die

Chancen stehen und fallen mit der Frühdiagnose... (P 7). Erst unter der Voraussetzung einer sehr frühen Verdachtsdiagnose können die Spezialisten ihre zum Teil noch bescheidenen Heilungsergebnisse verbessern.»

Die Auswirkungen zunehmend früherer Erfassung des histologisch gesicherten Krebses – wie oft also des Scheinkrebses? – finden in einem weiteren Prozeß Ausdruck, der selten durchschaut wird, in einer *Vorverlegung der Stadiengrenzen*, mittels deren die Erfolgsstatistik ihre Ergebnisse klassifiziert. Wir wissen, wie fließend diese Einteilungen sind, wie weitgehend sie Ermessensfragen sind, und wie stark die einzelnen Untersucher vor ein und demselben Krankheitsbefund differieren. Am deutlichsten ist das Phänomen der *Stadienausweitung nach vorn* bei den Frühstadien. Die zunehmend lückenlosere mikroskopische Durchmusterung der Operationspräparate fördert zunehmend häufiger den «Krebs als Zufallsbefund» zutage, der also erst *nach* mechanischer Entfernung zunächst gutartig scheinender Geschwülste diagnostiziert wird. Diese zusätzliche Krebsdiagnose – postoperativ oder postmortal – ist weitgehend eine Fleißfrage. Bei Serienschnittuntersuchung ergibt sie sich dreimal so oft wie bei Einzelschnittuntersuchung (A 8), dem geduldig Suchenden öfter als dem Routinier.

FRANKS fand mikroskopisch gesicherten Prostatakrebs mit steigendem Lebensalter: bei einem Drittel der 70jährigen, bei 50% der 80jährigen, ja die alten Herren über 90 hatten sämtlich diese Art histologisch gesicherten Krebs, ohne in mehr als 5% daran zu sterben; es wurde erwähnt. Schilddrüsenkrebs als Zufallsbefund untersuchte SCHLESINGER, er fand ihn in 8% der durchgearbeiteten Präparate.

WILLIS durchmusterte Nierenschnitte und entdeckte häufig histologisch Carcinom in Herden bis etwa 2 cm Durchmesser in einer oder auch in beiden Nieren, symptomlos. AUERBACH fand 63% Lungenkrebs bei Männern, die weder an Carcinom verstorben waren noch klinisch geschwulstverdächtig schienen. Man muß nur danach suchen, wie KRONE bestätigt und KRICKE verdeutlicht.

KAUFMANN fand am normalen Muttermund bei Schwangerschaftsende mikroskopisch gesicherten Krebs *zehn*-mal häufiger, als diese Art Krebs tatsächlich vorkommt; also zehnmal so oft, wie durch Krankheitsverläufe Bestätigung findet.

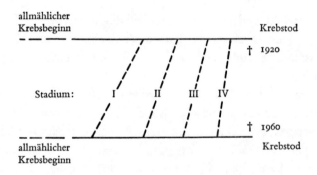

*Abb. 3:* *Stadienausweitung nach vorn, schematisch*

Was früher oft als Stadium I oder II klassifiziert wurde, rangiert bei subtiler histologischer Untersuchungsmethodik oft als Stadium II oder III. Die Frühstadien erfahren so, mehr als die späteren, eine erhebliche Besserstellung durch Abschiebung
schlechterer Risiken.

Von den so diagnostizierten Krankheiten profitiert die Erfolgsstatistik
der Stadien I und II besonders, doch wieder nur fiktiv (Abb. 3). Denn
in der Norm handelt es sich dabei um frühdiagnostizierte und
günstige Risiken, wenn man den Krebs histologisch definieren mag.
Das Stadium II erfährt so eine Stadienausweitung nach vorn. Häufig
werden klinische Frühfälle radikal operiert, vorsorglich weit im gesunden Gewebe, so daß dann ausgedehnte Operationspräparate zur
histologischen Untersuchung vorliegen.

Bei immer sorgfältigerer Durchmusterung zeigt sich mit steigender
Häufigkeit doch bereits örtliche Ausbreitung des histologisch gesicherten Krebswachstums. Diese zunächst als Stadium I diagnostizierten
Fälle werden dann leicht als Stadium II geführt. Einige Jahre zuvor
noch wären sie als Stadium I in die Statistik eingegangen. Sie bringen dem Stadium II günstigere Risiken, früher erfaßte Fälle als in
zurückliegenden Jahrzehnten. Wandern die Grenzfälle – späte I-,
frühe II-Fälle – aus der Rubrik I in die Erfolgsliste von II, so profitieren die sogenannten Fünf-Jahres-Heilungen *beider* Stadien. Denn die
Gruppe I verliert die relativ späten I-Fälle an das Stadium II. Dort figurieren die gleichen Krankheitsverläufe in statistischer Sehweise als
relativ bessere Risiken für *diese* Gruppe.

Von einer solchen Vorverlegung der Stadiengrenzen können, in geringerem Ausmaß, auch die Erfolgsziffern der übrigen Stadien profitieren; leider ebenfalls nur auf dem Papier, nur fiktiv. HAAGENSEN verdeutlicht das folgendermaßen: Zur Ermittlung des regionalen Ausbreitungsgrades wurden *vor* der Operation dreiphasige Probeexcisionen vorgenommen. «Dadurch konnten viele klinisch operabel erscheinende Fälle auf Grund einer okkulten Metastasierung als *in*operabel erkannt werden. Die Operationsquote sank von 74,4% auf 50,6%» – die Operationssterblichkeit dementsprechend.

Das macht also die Vergleichbarkeit der Ergebnisse in den einzelnen Stadien aus verschiedenen Jahrzehnten noch fragwürdiger, als sie ohnehin schon ist. Hieraus erhellt immer mehr die Hinfälligkeit erfolgsstatistischer Sehweise der Krebsproblematik. Denn wir vergleichen ja nicht operiert gegen unbehandelt oder operiert gegen konservativ behandelt, sondern wir vergleichen die Operationsergebnisse des Jahres 1980 oder 1960 mit denen des Jahres 1940, 1920 oder 1900. Statistische Beweisführungen solcher Art stehen auf schwankendem Boden und rechtfertigen keine weittragenden Folgerungen. Sie sind vielleicht *mathematisch* zutreffend – wenn es gut geht –, deswegen aber nicht unbedingt wirklichkeitsgemäß. Sie sind richtig, aber nicht wahr.

Das berührt abermals die Verständigung des menschlichen Bewußtseins mit sich selbst. Wir mußten längst damit leben lernen, daß etwas noch so «richtig» sein kann, sich aber trotzdem als lebenswidrig erweist; daß etwas biologisch fruchtbar sein mag, was sich als gemütsverarmend, ja seelenverödend herausstellt; daß etwas psychologisch stichhaltig erscheint, gar «bewiesen» werden kann, woran alle Menschlichkeit dann verkümmert, ja womit die fortgehende Menschheitsevolution in Frage gestellt wird. Es bloß erleben und erleiden trägt noch nichts ein, es muß auch erkannt und durchschaut werden, um sinnhafte Folgerungen dann zu verwirklichen. Soll uns Weisheit ersprießen aus Schuld und Versagen, werden nur «Aha-Erlebnisse» weiterhelfen.

# 8. Malignitätsacceleration, Bösartigkeitsbeschleunigung

Krebs entsteht nicht ohne Vorkrebs, Jahrsiebente lang:
Grundleiden Ungesundheit.

Ein weiteres Ergebnis morphologischer Forschung – nicht allbereits durchschaut – ist dieses, daß der Krebs meist eine lange Entwicklungszeit hat; jedenfalls betrifft das solche Gesundheitsstörungen, die man als histologisch gesicherten Krebs bezeichnet (G 10, H 16).

Man spricht von 10, 15, oft 20 Jahren und führt dazu Begriffe ein wie «ruhender Krebs», «präklinische Phase», «non-invasives Carcinom» und andere, wobei die Problematik des «Krebs im Stadium Null» noch gar nicht berücksichtigt ist. Daraus ergibt sich die Erkenntnis, daß der Krebs einer *Malignitätsacceleration* unterliegt, einer allmählichen Bösartigkeitsbeschleunigung im Laufe seiner Entwicklung während des individuellen Krankheitsherganges *(Abb. 4)*.

Diese Prinzipdarstellung verdeutlicht, daß der Krankheitsfortschritt im allgemeinen nicht linear erfolgt, nicht Tropfen zu Tropfen, sondern gleichsam im Quadrat der verrinnenden Zeit, nicht additiv, sondern geometrisch. Relativ lange Zeit hindurch wird der Gesundheitszustand solcher Menschen ganz unmerklich schlechter, hernach erfolgt der Geschwulstniederschlag immer rascher. Die sogenannte Abwehrkraft sinkt nicht nur arithmetisch, sondern beschleunigt.

Bei graphischer Darstellung nimmt die Kurve zunehmend stärkere Krümmung an, ja sie macht *praktisch* oft einen Knick. Dieses Prinzip der *Malignitätsacceleration* übergreift die gewaltige Vielgestaltigkeit der einzelnen Krebsverläufe. Es gilt für den rasanten, «ganz besonders bösartigen Verlauf» wie für den protrahierten, sich lange hinziehenden. Das Prinzip erlaubt Phasen mindestens scheinbarer Besserung und Pausen, um danach steigend fortzuwirken. Es bleibt jedoch die gleiche Straße, ob man sie im Auto fährt oder zu Fuß geht.

Die Kurve der Bösartigkeitsbeschleunigung *(Abb. 4)* kennzeichnet zugleich auch die historische Entwicklung, BILLROTHS Fälle um 1880 rekrutierten sich vorwiegend aus solchen, die dem rechten Ende der Kurve zugehörten. Sie kommen auch heute noch zur Erstdiagnose, denn der Krebskranke ist kein Neurotiker. Gerade der echte typische Krebspatient *dissimuliert* und sucht die Krankheit überall sonst, nur nicht bei sich, so übrigens auch der krebskranke Arzt selbst. Doch ist der *Anteil* solcher Spätfälle *relativ* viel seltener geworden. Bei ZIMINA wie bei BREITNER beträgt er beispielsweise 3%. Das Gros der echten Früh- und Frühstfälle repräsentiert in einem höheren Anteil solche Patienten, die dem linken Teil der Kurve zugehören – die noch weiter *vor* ihrem natürlichen Lebensende in Behandlung genommen werden, ja die vielleicht nie an Krebs sterben würden.

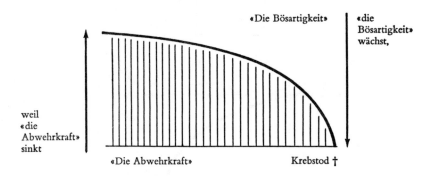

Abb. 4: *Malignitätsacceleration, schematisch*
Prinzipieller Krebsverlauf: allmähliche Beschleunigung der «Bösartigkeits»-Zunahme.

Fassen wir die Absterbewahrscheinlichkeit der Krebspatienten ins Auge; sie präsentiert sich demgemäß für jedes Stadium anders *(Abb. 5).* Die im Stadium *IV* Diagnostizierten sind ihrem natürlichen Lebensende im allgemeinen viel näher als die Frühdiagnostizierten. Das bedeutet, daß viele von ihnen schon in den ersten Jahren nach der diagnostischen Erfassung sterben und daß nach fünf Jahren nur noch relativ wenige am Leben sind. Fünf Jahre spielen am Ende des Leidens, wo es im allgemeinen relativ rasch sich verschlechtert, eine so große Rolle, daß die Zahl der noch am Leben Befindlichen von Jahr zu Jahr stark sinkt (obere Kurve in *Abb. 5).*

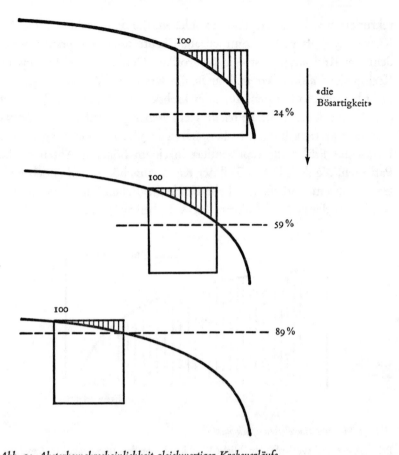

*Abb. 5: Absterbewahrscheinlichkeit gleichwertiger Krebsverläufe*
Früher-Erfassung bringt steigende Fünf-Jahres-Überlebensraten, unabhängig davon, wie behandelt und ob überhaupt behandelt.

Könnte man die gleiche Patientengruppe um ein Jahr früher erfassen, so wäre der Abstand vom natürlichen Lebensende der meisten Kranken noch entsprechend größer.

Der jährliche Verlust durch Todesfälle würde noch etwas langsamer erfolgen. Nach Ablauf von fünf Jahren wäre ein noch höherer Prozentsatz der Diagnostizierten am Leben *(Abb. 5, Mitte)*. Wird die gleiche Patientengruppe aber *noch* früher erfaßt, im Stadium *II* oder *I* oder gar als «ruhender Krebs», so ist der jährliche Verlust nur erst sehr gering, die Fünf-Jahres-Rate noch sehr hoch. Dabei sind die Überdiagnostizierten, die bloß Schein- und Nichtkrebskranken, noch gar nicht berücksichtigt.

Dieses Phänomen beruht auf dem zeitlichen Verhältnis zwischen *gleich*bleibendem Fünfjahreskriterium und *vor*verlegtem Diagnosezeitpunkt. Es wird durch das Prinzip der Bösartigkeitsbeschleunigung noch potenziert. Solches erklärt bereits weitgehend die so «erfolg»-reiche Aufwärtsentwicklung der Erfolgsstatistiken – nicht aber infolge von operativen Maßnahmen, sondern zunächst nur aufgrund der *Früh*-erfassung. Das sind einfache logische Zusammenhänge, welche über die Trefflichkeit von Operation oder Bestrahlung nichts besagen.

Das hier immer mit anklingende Problem der zeitlichen Verschleppung bleibt ungreiflich wie vieles beim Krebs. «Verschleppung» (B 3) hat bei der unermeßlichen Vielgestalt der Krebsphänomene sehr unterschiedliche Gesichter. Es gibt Fälle, deren Bösartigkeitsbeschleunigung (L 18) sich über Jahrzehnte hinzieht. Man möchte sagen, sie haben fast gar keinen Krebs. Andere sind mit einem beängstigend rasanten Malignitätskoeffizienten behaftet, so daß sie anscheinend binnen Monaten hinweggerafft werden. Beides läßt sich *nicht* aus der «histologisch gesicherten Krebs»-Diagnose, sondern nur aus dem Verlauf entnehmen.

Kommt etwa ein Patient mit noch operablem Magenkrebs zum Chirurgen, so ist der Doctor (N 2) geradezu froh, wenn die betreffende Vorgeschichte schon viele Jahre zurückreicht. Denn dann gehört der Magenpatient meist zu der erstgenannten Gruppe, zu den guten Risiken mit gedehntem Verlauf und wird *deswegen* voraussichtlich auch nach fünf Jahren noch leben, *trotz* seiner Operationsbelastung. Ungeachtet seiner Verschleppung gehört er noch zu den Frühstadien des «histologisch gesicherten Krebses».

Er illustriert einmal mehr, wie wenig in der Wirklichkeit des individuellen Lebens das Mikroskop besagt, wie unsachgemäß das statistisch nivellierte Kollektiv gegenüber menschlicher Schicksalsbewältigung ist. Andererseits muß ZINSSER vom oft rasanten Magenkrebs auch 1973 noch sagen: Ist der Anteil an Früh- und Frühesterfaßten gering, so beträgt auch die Fünf-Jahres-Rate nur 10% – was bereits als großer Fortschritt zählt. Der Krebs schlägt uns eben oft ein Schnippchen auch dort, wo wir ihn katalogisieren wollen nach Zeit und Raum, nach Vorgeschichte und Geschwulstausdehnung. Einiges Material mag der Interessierte bie SUTHERLAND nachlesen.

Soviel zur Verschleppung des Diagnose-Zeitpunktes angesichts der therapeutischen Ausrottungsmaßnahmen des cellularen Krebskonzeptes. Die echte Krebskrankheit des Menschen wird durch derartige Gewaltkuren nicht gewendet noch gar zur Ausheilung gebracht, hingegen oft verschlimmert.

Vor der Abgründigkeit dieser Problematik läßt sich die Frage nicht unterschlagen bezüglich jener Menschen, welche *trotz* ihrer Operation an Krebs sterben. Wäre ihnen wohler geschehen, *un*diagnostiziert und *nicht* so «heroisch» behandelt, *un*-«gerettet» und *nicht* bestrahlt? Sind sie *damit* wirklich besser gefahren, durch ein paar «frühdiagnostizierte» Jahre der Krankenhäuser teure Last und dortiger Mitpatienten «Segen» zu tragen?

Ganz anders wiegt Verzögerung dort, wo individuell aktivierte therapeutische Arbeit in den Wind geschlagen wird, durch welche das Wesen des Krebskandidaten noch rechtzeitig sich aufschließen könnte, durch welche der Betroffene seine Zellen und deren Stoffe – Stoff*wechsel* – zu durchkraften lernt, zu befeuern und durchatmen übt, solange er seines Wesens Wandlungsvermögen noch handhaben kann, *frei* von Verängstung, Verengung, Vererdung; solange er aus seinen mit ins Dasein gebrachten Anlagen noch individuelle Anliegen machen kann, die ins Seelische, Geistige fruchten, statt ins Funktionelle und Leibliche umzuschlagen; anstatt dort physische Gestalt anzunehmen, die sich *gegen* ihren Träger richtet. So das Anliegen der Evolutionstherapie (L 32) gegenüber Krebs *und* alternativen Leiden, noch *bevor* sie chronisch und «böse» werden.

Dem steht – neben dem cellularen Krebskonzept – nur leider *eines* meist im Wege: Des Krebskandidaten Schicksalswende verlangt zu seinem Heil ihm so tiefe Wesenswandlung ab, wie kein Wissender ihm zu verordnen wagt. Denn *das* kann jeder nur von sich selbst verlangen. *Bis* aber der Krebspatient an seiner Krankheit *so* weit erwacht, ist der Weg für diesmal oft zu lang, als daß er seines Leibes Genesung noch erleben könnte. Nur – vorher sieht es gerade der *Krebs*-kandidat nicht ein...

# 9. Statistik im luftleeren Raum

> Wer etwa zehn schlechte Risiken operiert, also kürzer als
> fünf Jahre vor ihrem natürlichen Lebensende, wagt sich
> auf keinen Kongreß. Bringt er zudem dreißig gute Risiken
> unter das Messer – die also erst in sechs oder mehr Jahren
> sterben werden –, so brilliert er mit 75 % «Fünfjahres-
> heilung». Er hat den «therapeutischen Fortschritt ver-
> bessert».                                                    LOE

Der seitherigen Ausführungen Tenor mag unsinnig klingen für jene
Leser, die, eigener Erkenntnisvollzüge bar, ihrem Weltbild nur das
vom Weitersagen Gehörte zugrunde legen müssen. Gerade sie werden
zuerst und zuletzt auf «Erfolgsstatistik» immer wieder zu bauen haben,
weil sie Statistik-Zustandekommen und statistisches Aussagevermö-
gen schon am wenigsten durchschauen werden. «Mathesis» (griechisch)
bedeutete ganz allgemein eigene geistige Ich-Selbst-Bemühung, dem
lateinischen «studere» vergleichbar. Der Begriff verengte sich erst
nach PYTHAGORAS auf unsere Verstehweise, eben die «mathematische».

Welcher Stellenwert kommt nun ärztlicher Statistik zu, speziell
bei Krankheiten, insbesondere bei Krebs, gar als therapeutische
«Erfolgs-Statistik», als behandlerische, als operative? Das mag durchaus den Mathematikern ungewiß bleiben, weil undurchschaubar
(selbstredend bei aller rechnerischen Stimmigkeit ihrer Relationen),
ja auch den Medizinmännern selbst, noch während sie ihre Zählun-
gen dem Rechner eingeben. Nicht Wahrnehmungen werden weiter-
gereicht, sondern bereits *gedeutete* Krankheitsbefunde füttern den
Computer. Ja die breitesten Irrtumsquellen walten bereits *vor* dem
Messen, Zählen und Wiegen. Doch hinzu kommt noch Weiteres.

Statistik gewinnt ihren Sinn in vergleichender Gegenüberstellung.
Voraussetzung ist Gleichwertigkeit der konkurrierenden Kollektive.
Die behandelten Patienten sollen *besser* fahren als eine vergleichsfähige
Gruppe von *unbehandelten* Kranken. Zur Gegenüberstellung bedarf es
jeweils einer gleich großen und gleichwertigen Gruppe von gleichaltrigen, gleich schwer erkrankten Patienten aus gleichwertigem Milieu, die gleichwertig und gleich früh diagnostiziert wurden. Aber

selbst dabei fällt noch immer das Wichtigste dem Fehler der großen Zahl zum Opfer, das eigentlich Menschliche, die individuelle Wesensstruktur und persönliche Schicksalsgestaltung.

Wenn nun als Therapie der Wahl so folgenschwere Maßnahmen wie Operation und Bestrahlung gelten sollen, dann reicht aber der Vergleich mit «unbehandelt» gar nicht aus. Sondern dafür bedarf es des Wettbewerbs, des Vergleichs mit den Ergebnissen *andersartiger* Behandlung an gleich viel gleichaltrigen Patienten aus gleichwertigem Milieu, die gleich schwer erkrankt sind und gleichwertig früh diagnostiziert wurden. Erwiese die durch Stahl und Strahl behandelte Gruppe so viel Überlegenheit qualitativer und quantitativer Art, daß auch die Risiken und Nachteile des gewaltsamen Vorgehens aufgewogen scheinen, *dann* allerdings *könnten* Operation und Bestrahlung auf eine gewisse Rechtfertigung verweisen.

Die gängige Erfolgsstatistik schwebt jedoch weitgehend in der Luft, weil solche Gegenüberstellungen fehlen. Man muß schon um Jahrzehnte zurückgehen, um Arbeiten zu finden, in denen Nutzen und Nachteil des operativen Vorgehens mit dem Verlauf bei *Nicht*behandlung konkurriert. Solche etwa vergleichsfähigen Fälle gab es zu einer Zeit, in welcher die Bevölkerung noch nicht im heutigen Ausmaß der Publizistik unterlag (L 17). Damals zeigte sich *nichts* zugunsten der Operierten, die längere Überlebenszeit lag vielmehr oft auf seiten der *Nicht*operierten. Pathologisch-anatomisch fand sich im Gegenteil die stärkere Geschwulstaussaat *nach* Operationen, und zwar bis zum *drei*fachen Ausmaß (R 8). Die Nichtoperierten fuhren einfach besser.

Eine derartige Eichkurve wäre selbstverständlich die erste Voraussetzung für einen wirklichkeitsgemässen Umgang mit Krebsstatistik. Die übliche «Erfolgsstatistik» bleibt jedoch weitgehend irrelevant auch bezüglich des Wettbewerbs mit konkurrierenden therapeutischen Methoden, auch *diese* Orientierungsgrundlage fehlt. Die gängige Statistik bietet lediglich den Vergleich mit dem *eigenen* Prinzip in zurückliegenden Jahrzehnten. Das kann an die Schwänke des Freiherrn von Münchhausen erinnern, der mittels der eigenen Haare sich selbst aus dem Sumpf zog.

Wie steht es also mit den Fortschritten von Operation und Bestrahlung? Die technische Perfektion der Handhabungen bei Bestrahlungsweise, Narkose, Operation sowie Vor- und Nachbehandlung hat zweifellos subtilste Ausfeilung erreicht. Es darf nur nicht der *therapeutische* Fortschritt mit dem problematischen *diagnostischen* verwechselt werden. Denn ein Rückgang der primären Mortalität ergibt sich bereits durch *frühere Diagnostik* und subtilere Ausschaltung der schlechten Risiken von der Therapie.

Gewichtiger ist aber nicht die Frage, wie viele Patienten der Therapie zum Opfer fallen, sondern ob Zellvernichtung den Krebs heilt; ob dieses Krebskonzept *überhaupt* richtig ist, denn das *Prinzip* ist seit über hundert Jahren stets dasselbe. Daß ein celluläres Krebskonzept *deswegen* richtig sei, weil die Erfolgsstatistik steigende Fünf-Jahres-Überlebensraten aufweist, diese Folgerung ermangelt jeder Aussagekraft, denn die Erfolgsstatistik ist voller Fiktion. Sie spiegelt nicht den Heilwert der Therapie, sondern automatisch zugleich und implizite *auch* den Zeitpunkt und den Stand der *Diagnostik,* d. h. vor allem die Krebsangst der Leute. Dieser Stand ist aber von Jahrfünft zu Jahrfünft und von einer Publikation zur anderen different.

Nun wird gelegentlich mit *10-* und *20*-Jahres-Überlebensraten argumentiert. Für sie gilt das gleiche wie für die Fünf-Jahres-Quoten: Je früher der Patient vor dem natürlichen Lebensende erfaßt wird, um so höher ist die natürliche Lebenserwartung bereits ganz *ohne* jede Therapie. Zudem bleibt die Frage, ob bei *so* langem Überleben richtige Krebsdiagnosen *überhaupt* zugrunde liegen. Ganz unheilbar waren solche Patienten ersichtlich nicht. Liest man über hinreißende Erfolgsziffern nach Ausrottungsbehandlung, so sagt BRUNNER 1976 zum Brustkrebs: Die Prognose hat sich in den letzten dreißig Jahren nicht entscheidend gebessert. Zwei Drittel der radikal Operierten erleiden Rezidive oder Metastasen.

Wann ist nun die Ausrottungsbehandlung gerechtfertigt? Sie ist dann indiziert, wenn die Lebenserwartung des Kranken nach Dauer und Menschenwürdigkeit mit größerer Verläßlichkeit und in höherem Ausmaß verbessert werden kann als mit irgendeinem sonstigen therapeutischen Vorgehen. Dieser Glaube an Gewaltmaßnahmen wird leichtfertiger publiziert, als die Erkenntnisgrundlagen es rechtfertigen. In den *frühen* Phasen der Krebskrankheit, in den, wie man sagt, aussichtsreichsten Stadien, gewinnt diese Argumentation auf Grund von Fünf-Jahres-Raten einen *unreellen* Beigeschmack *(vgl. Abb. 1)*. Der Patient unterschreibt seine Operationseinwilligung im Vertrauen nicht nur auf eine höhere Chance *infolge* von Operation und Bestrahlung, sondern auch in der ihm entsprechend nahegelegten Befürchtung, daß er *ohne* derartige Maßnahmen schon in weniger als fünf Jahren zu Tode kommen würde. Das ist besonders bei Frühfällen in demjenigen Ausmaß gerade *nicht* der Fall, in dem sie früher diagnostiziert werden.

Die geläufige Argumentation kann vor allem nicht belegen, daß die behaupteten Erfolge der Zellausrottung zu danken seien und daß *so* viel und so wenig nicht auf *anderen* Wegen auch zu erlangen wäre. Darüber fehlen eben vergleichsfähige Untersuchungen in gleich großem Ausmaß.

Bleibt schließlich die Frage, ob das Prinzip der Zellausrottung möglicherweise vielleicht doch *dann* mehr leistet als bei der fortgeschrittenen Krebskrankheit, *wenn* es und *weil* es *früh* durchgeführt wird. Wir kommen darauf zurück und richten zuvor abermals und in anderem Zusammenhang den Blick auf die Diagnostik, welche erst die Basis hergibt für ein Erfolgsmaß. Die drei Säulen des cellularen Krebskonzeptes (Frühdiagnose, Gewaltausrottung, Erfolgsstatistik) erhalten sich wechselseitig in ihrer unseligen Existenz. Man muß, um das durchschauen zu lernen, sie wiederholentlich umschreiten.

# 10. Zweierlei Krebs und das Risiko

> Die Metastasen sind in ganz überwiegender Zahl zu eben
> dem Zeitpunkt entstanden, als der Krebskranke das erste
> Mal wegen seines Leidens ärztlich behandelt wurde.
>
> Ernst KROKOWSKI

Die Wissenschaft hat viele Male den Freimut bewiesen, einen diagnostischen Irrtum klarzustellen und eine histologisch gesicherte
Diagnose zurückzunehmen, wenn ein vieljährig beobachteter Verlauf
bewies, daß ein ursprünglich als Krebs eingeschätzter Befund eben
nicht *unheilbar* war.

Das geschah vorwiegend oder ausschließlich in langlebigen Fällen,
die weder Operation noch Bestrahlung erfahren hatten. Wird diese
Haltung nicht einhellig angenommen gegenüber *allen* Langzeitüber-
lebenden, auch gegenüber Operierten und Bestrahlten, dann müssen
also – soll nicht mit zweierlei Maß gemessen werden, soll nicht die
voraussetzungsfreie Wahrheitsgesinnung durch Dogmatik verdrängt
werden – *zweierlei histologisch gesicherte Arten* von Krebskrankheit
existieren, welche morphologisch auf keine Weise differenziert werden
können. Wird aber die histologische Diagnose einmal zu Recht und
einmal zu Unrecht gestellt, dann bleibt zu klären, was es mit dieser
Diskrepanz auf sich hat.

Diese Problematik zeigt sich in historischer Sehweise verständlich.
Sie kennzeichnet die fortgehende Entwicklung unseres Erkenntnis-
vermögens. Die mikromorphologische Krebslehre nahm ihren Ausgang vom Seziersaal *(Abb. 4)*. Beim Lebensende, *rückblickend,* nach
Vorliegen aller Abschlußbefunde, bleibt gewöhnlich kein Zweifel an
der Natur des Leidens. Wird aber die Mikrodiagnostik an das Krankenbett übertragen, dann wird sie um so *un*verläßlicher, je früher
sie erhoben wird. Wir sahen: Das ist eine Erkenntnisfrucht der
Früherfassungskampagne, die durch eine stets noch wachsende Fülle
von Beobachtungen belegt wird.

Jetzt folgern wir umgekehrt, *prognostisch:* nicht aus dem abge-
schlossenen Krankheitsverlauf auf die krebsige Natur der Zellveränderungen, sondern aus dem histologischen Augenblicksbild auf künftig

bösartigen Verlauf. Dieser Schluß gründet sich auf Zusammenklang und Ausgeprägtheit der einzelnen histologischen Charakteristiken. Diese verschiedenen Merkmale kommen aber jedes für sich sowohl in fließenden Übergängen wie auch bei gutartigen Gewebsveränderungen zur Beobachtung. Unsere Schlußfolgerung liefert daher nur gewisse *Wahrscheinlichkeitsgrade* für das tatsächliche Vorliegen der echten Krebskrankheit des Menschen. Die Möglichkeit von Fehldiagnosen ist also selten auszuschließen, sie wächst mit dem Appell für frühere Erfassung der Krebskandidaten.

Liegen doch sogar Berichte vor, daß nach einfacher Anwendung eines vielverordneten Wundbehandlungsmittels Zell- und Gewebsbilder sich entwickeln können, die mikroskopisch von Krebs nicht zu differenzieren sind, doch *ohne* daß die echte Krebskrankheit des Menschen daraus folgte (G 15). Je mehr man den menschlichen Leib daraufhin untersucht, desto häufiger findet man Zellformationen «histologisch gesicherten Krebses». Sie entsprechen jedoch nicht stets demjenigen, was man jahrhundertelang unter Krebs verstand, vor allem nicht dem, was die Patienten meinen, wenn sie ihre Operationseinwilligung unterschreiben, nämlich: Tod in weniger als fünf Jahren, *falls* nicht operiert.

Damit entbehrt aber eine Vielzahl gerade von statistisch dargebotenen Glanzleistungen ihrer diagnostischen Basis. Die ohnehin fragwürdige Erfolgsstatistik offenbart so einen weiteren gewichtigen *Fiktiv*anteil. Wir sehen uns auf einem scheinbaren Höhepunkt der Entwicklung vor einem großen Anteil an Scheinheilung von Krebs und Heilung von Scheinkrebs. So ließe sich in *einer* Weise verstehen, warum die jährlichen Krebssterbeziffern allem Aufwand zum Trotz keine Wendung zeigen.

Zwar fehlt dem Mikroskop nicht jeder Zugang zur Prognose, es fehlt ihm nur an wissenschaftlich einwandfreier und an praktischer Verläßlichkeit, dies, je früher diagnostiziert, um so mehr. Gewisse Anhaltspunkte scheinen sich aus dem Zelldifferenzierungsgrad gewinnen zu lassen, ebenso aus dem Lymphocytengehalt im verdächtigen Bereich wie aus der Sinushistiocytose in den regionalen Lymphknoten, dem Verhalten der weißen Blutkörperchen u. a. Die sogenannte *Abwehrkraft* aber und dasjenige, was sich therapeutisch aus ihr noch machen läßt mittels individueller und konservativer Ganzheitsbehandlung, Evolutionstherapie – Entwicklungsbehandlung –, das bestimmt sich nach der freien Individualität des Kranken und seiner Schicksalsgestaltung. Das bleibt dem histologischen Präparat wesensgemäß unzugänglich.

Ist also der histologische Befund überhaupt eindeutig und nicht nur das, was man «frühe Bösartigkeit» nennt, so stellt er doch nur ein totes und «präpariertes» Augenblicksbild dar aus einem immer noch lebenden Prozeß. «Unwiderruflichkeit» und «volle Autonomie der Zelle» sind wissenschaftliche Glaubensinhalte, die sich jedenfalls nicht histologisch definieren lassen. Mindestens kann *dieses* Carcinom, kann im Grunde jede Geschwulst, «schlafend» sein, und jedenfalls muß die Erkrankung nicht binnen fünf Jahren zum Tode führen. Die Endgültigkeit und Starre des Seziersaaldenkens ist am Krankenbett sinnlos. Denn die Mikrodiagnostik wird zur Ermessensfrage gegenüber dem *Grad* von Ausgeprägtheit und Zusammenklang der histologischen Charakteristika. Das Mikroskop vermag nicht zu entscheiden, ob dieser Befund tatsächlich *Krebs* bedeutet oder etwa nur irgendeine Gewebsreaktion. Es kann nie sagen, wie fern das natürliche Lebensende noch aussteht, welche Phase und welche Intensität von Bösartigkeitsbeschleunigung darin ihren Ausdruck finden, wieviel therapeutische Ansprechbarkeit der sogenannten Abwehrkraft noch vorliegt.

Das cellulare Krebskonzept ist aber zudem mit so handfesten Risiken behaftet, wie primäre Sterblichkeit aller operativen Eingriffe, vermehrte Geschwulstaussaat nach gewaltsamer Intervention beim echten Krebs, Strahlenschäden, mögliche Krankheitsverschlimmerung bereits durch Probeschnitt zu diagnostischen Zwecken u. a. KROKOWSKI sagt, die Metastasen sind «in ganz überwiegender Zahl zu eben dem Zeitpunkt entstanden, als der Krebskranke das erste Mal wegen seines Leidens ärztlich behandelt wurde», und fragt: «Wird durch unsere Therapie unter Umständen der Mißerfolg der therapeutischen Bemühungen programmiert?» Jeder kennt ja den Normalverlauf bei der echten Krebskrankheit des Menschen, bei welcher derartige Therapie allenfalls eine kurze Scheinblüte bringt, hernach raschen Verfall.

Skeptische Stimmen gegen gewaltsame Gewebszerstörung bei Krebs werden noch gewichtiger, wenn wir sie hinsichtlich der sogenannten Abwehrkraft des einzelnen Patienten überdenken *(Abb. 4).* In den Spätstadien, bei den schlechten Risiken, haben oft die Skeptiker recht, in den früheren Stadien, beim nur *mikroskopisch* «gesicherten» Krebs häufiger die Optimisten. Ist jene Abwehrkraft noch groß, so vermag auch ein kranker Organismus zusätzliche Belastungen eher zu erdulden als der bereits schwer geschädigte. Beim fortgeschrittenen Krebs sind die negativen Folgen augenfälliger.

Leicht lassen sich jedoch in jedem einzelnen Fall solche negativen Interventionsfolgen dem Krankheitsverlauf anlasten. Niemand vermag je zu widerlegen, dieser würde *ohne* das Messer *noch* rasanter gewesen sein. «So» jedenfalls habe man wenigstens das Leben des Patienten «verlängern» können und was dergleichen Redensarten mehr sind. Wer sollte auch im Einzelfall das Gegenteil beweisen, und wie?

Doch selbst überwältigende Fortschritte der diagnostischen und handwerklichen Perfektion technischer Art dürfen über eines nicht hinwegtäuschen: Das *Prinzip* der Therapie verharrt seit über hundert Jahren unverändert, die ausgesprochene Maxime der Zellvernichtung.

*Abb. 6* ist eine Zeitraffung und zeigt auf einmal, was allmählich sich erst entwickelt als Tumor, Rezidiv oder Metastase. Das Schema veranschaulicht, was jeder Arzt schon miterlebte: Sobald der fortgeschrittene Krebs Gewaltmaßnahmen unterzogen wird, geht es zunächst irgendwo abwärts mit ihm. Gelegentlich scheint es, als trieben wir ihn geradezu in die Metastasierung hinein – wie RIEDER pathologisch-anatomisch belegte. Das ist ja einer der Gründe für die sorgfältige und noch fortschreitende Auswahl der besseren, weil früheren, Risiken für den Operationstisch. Ist es der Grund für die gesamte Früherfassungskampagne überhaupt? Denn bei noch hoher «Abwehrkraft», in den Anfangsstadien, bei Früherfassung treten derartige Zusammenhänge nicht so sprechend in Erscheinung.

Es ist die alte Frage, die der handelnde Arzt stets erneut verantworten muß: Entsteht der Krebs *zentrifugal,* radiär von der «ersten bösen Zelle» ausgehend? Oder verdichtet er sich *konzentrisch,* vom entsprechend geschädigten Gesamtorganismus her, aus dem ganzen Wesen des Kranken? Ist jene böse Zelle sozusagen nur der Kristallisationspunkt, an dem das Leiden zuerst morphologisch sichtbar wird? Ein Indikator wie funktionelle Krebsproben auch?

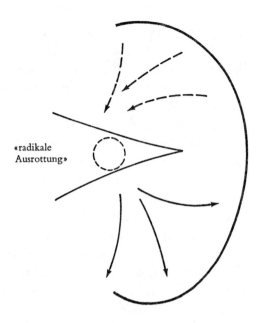

«radikale
Ausrottung»

*Abb. 6: Krebsentstehung wie? – Zentrifugal oder konzentrisch?*
Der Geschwulstknoten selbst sagt es nicht. Der Handwerker glaubt, «von der Zelle
ausgehend». Der Verlauf beim echten Krebs aber zeigt: wie Niederschlag aus dem
Geistig-Schicksalhaften des Kranken, wie Kristallisation aus seinem Seelischen, wie
Einpflanzung aus seinem Funktionellen – nach der Operation allerdings oft explo-
sionsartig und wie streuend vom ersten Herd aus.

Die Phänomene dieses Leidens, wie Arzt und Angehörige sie erleben und wie sie in der Weltliteratur über die Krebskrankheit des Menschen registriert sind, *scheinen* zwar, bei oberflächlicher Betrachtung,
auch die erste Deutung zuzulassen. Sie fügen sich jedoch nahtlos und
widerspruchsfrei mit der zweiten Lesart zu einem herben Bild der bitteren Wirklichkeit zusammen. Konzentriert man aber die Forschung
auf jenen Kristallisationspunkt, auf die «erste böse Zelle», dann über-
springt man jedenfalls den gesamten vorangehenden Prozeß, der zu
dieser Zelle überhaupt erst geführt hat. Dann kommt man notwendig
mit der Therapie nicht voran und findet keinen Ansatz für vorbeugende Maßnahmen – genau wie es die etwa hundertjährige Geschichte
des cellularen Krebskonzeptes bestätigt.

Dieses bescherte uns, bei sonst ungelöster Problematik, einen glei-ßenden Begeisterungstaumel an technischen Verfahren, die den Enkeln weitaus mittelalterlicher erscheinen werden als uns der Aderlaß. Am kranken Menschen vorbei, um den es allein gegangen wäre, fällt das Augenmerk erst auf die Zelle, dann auf einzelne Zellbausteine, schließ-lich auf deren Molekülstruktur und atomare Gliederung. Nur schlag-lichtartig sei erinnert an die Vorstellung vom Zell-Kern-Eiweiß-Baustein Ribonucleinsäure als Informationsträger, bei Krebs also *Fehl*-informations-Boten, für undifferenziertes und dafür schranken-loses Zellenleben.

Woher und *weshalb* aber diese VerUNformung (wörtlich INfor-mation) Platz greifen konnte – vor allem, wie man das auch wieder ausheilen könne –, dem werden uns, der Methode nach, nicht Sin-neswahrnehmungen näherbringen können, sondern nur geistige Ge-wahrungen. Physikalisch-chemische Veranstaltungen vermögen das so wenig, wie die beste naturwissenschaftliche Analyse dieser hier vor-liegenden Buchstabenschwärze der Worte Sinn erschließen kann.

Nur der individuelle krebskranke Mensch in seinem persönlichen seelischen Sosein wird uns zu entziffern verhelfen, unter welchen Umständen seine subtileren Funktionen derart verblassen konnten, daß seine Zellen schließlich eigene Wege finden mußten. Und allein die individuell zu erschließende, geistige, Schicksalshilfe wird durch den Kranken, günstigenfalls, zum Wendepunkt gemacht werden können. Zum Ausgangspunkt, um von seinem Neuwerden und Anders-sein her, über Gemütsregsamkeit und Funktionsumstimmung, letztlich auch das Zellverhalten wieder zu sinnhafter Kooperation zu bringen.

Wie ist nun der *biologische* Preis der allein als «wissenschaftlich gesichert» auftretenden Handhabungen des cellularen Krebskonzeptes? Das funktionelle Risiko eines Schadens durch Probeexcision wurde gestreift. Sie ist je früher, um so unschädlicher – und nutzloser, je später aber um so fragwürdiger. Wie steht es zudem mit der geistig-seelischen Auswirkung auf das Wesen des Patienten? Wir sind ja alle Suggestionswirkungen und Imponderabilien ausgesetzt, deren selbst der Gesunde, ja der Wissenschaftler sich nur mit äußerster Wachsam-keit erwehren kann (D 12). Der Krebskranke gilt darüber hinaus als geradezu gutgläubig, im Gegensatz etwa zum Neurotiker (L 21).

Wie wirkt sich die «Abstempelung» für den Krebskandidaten aus, die mit der diagnostischen und therapeutischen Prozedur verbunden ist, z.B. das Herausgerissenwerden aus der Lebensaufgabe? Vergleichen wir die Beobachtungen von JORES über den «Pensionierungstod». 63 Beamte mußten plötzlich ihren Dienst quittieren. Sie hatten danach eine durchschnittliche Lebensdauer von dreieinhalb Jahren, obwohl sich 30- und 40jährige darunter befanden. Die längste Überlebenszeit betrug 11 Jahre, und schon 1 Jahr nach ihrer Dienstentlassung waren 33 % verstorben. Diese Absterbeordnung ähnelt den Verhältnissen bei Krebs in fortgeschrittenen Phasen. Wie soll der Krebskranke unter dem Schock der Prozedur mit dem *eigen*-tlichen Urgrund seines Leidens fertig werden, wenn er schon durch die therapeutischen Maßnahmen physisch in Frage gestellt wird?

Veranschlagen wir die Bilanz *(Abb. 4)* «Bösartigkeit» gegen «Abwehrkraft». Sie halte sich bei einem bestimmten Krebskandidaten gerade noch die Waage. Die Chancen stünden eins zu eins. Das Mikroskop als modernes Orakel vermittelt den Eindruck einer sogenannten frühen Bösartigkeit. Der gewissenhafte Interpret verordnet «vorsorgliche Radikalbehandlung». Der Patient wird ein paar Millionen fragwürdige Zellen los, er wird vielleicht auch mit seinem Strahlenkater fertig. Daß er aber die «Pensionierung vom Leben» bestehe, welche die Teilinvalidisierung für ihn oft bedeutet – dazu bedarf es schon besonderer Glücksumstände, soll nicht die Prozedur *selbst* erst *bewirken*, daß die histologische Verdachtsdiagnose durch den nachträglichen Verlauf dann verifiziert wird, verwirklicht und bestätigt.

Die Frage des Therapieschadens bei Krebs wird noch besprochen. Hier sei nur erörtert, wie unsere Erfolgsstatistik darauf ansprechen würde, *wenn* etwa Therapieschäden eine Rolle spielen sollten. Wie werden wir ihrer gewahr? Statistik ist quantitativ, soweit sie sich am Fünf-Jahres-Kriterium orientiert. Beschränken wir uns also auf die quantitative Frage. Gesetzt den Fall, ein Patient überlebt seine Operation auf recht vorteilhafte Weise und ohne qualitative Einbußen an Lebenswert. Durch noch unerforschte Zusammenhänge gelange er aber zum Schluß doch um ein halbes Jahr früher zu Tode, als seiner natürlichen Lebenserwartung entsprochen haben würde. Wie reagiert die Erfolgsstatistik darauf?

*Abb.* 7 zeigt viermal den *gleich* gedachten Krebsverlauf, irgendeinen. Und zwar in vier denkbaren Spielarten des organisatorischen Verhaltens. Modell A und B bleiben *un*-behandelt, in den Fällen C und D wird operiert. Je einer davon sei *spät* erfaßt zu denken (A und C), der jeweilige Partner B und D dagegen *früh* diagnostiziert. *Falls* nun unglücklicherweise der Operationseffekt *insgesamt* per Saldo lebensverkürzend wirken würde: wie spräche die Erfolgsstatistik darauf an?

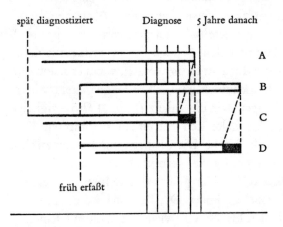

*Abb. 7: Erfolgsstatistik taubstumm für Therapieschäden, schematisch*

Etwaige Behandlungsschäden werden durch das Fünf-Jahres-Kriterium nicht erfaßt, falls die natürliche Lebenserwartung weniger als fünf Jahre *und* wenn sie entsprechend mehr als fünf Jahre beträgt.

Die Skizze verdeutlicht: Falls das therapeutische Vorgehen lebensverkürzend wirkt, sagen wir um ein halbes Jahr, bleibt diese Tatsache unerkennbar, wenn der Patient ohnedies zu den schlechten Risiken gehört wie in C. Er hatte dann eben einen «besonders bösartigen Krebsverlauf». Wie äußert sich der gleiche negative Therapieeffekt, falls der Kranke zu den guten Risiken belangt mit ohnehin noch höherer Lebenserwartung, wie im Falle D? Nun, dieser Patient erscheint statistisch selbstredend unter den Operations-*erfolgen,* sobald er nur die Fünf-Jahres-Marke passiert hat – *auch* falls er dann sechs Monate *vor* seinem natürlichen Lebensende zu Tode kommt.

Alle konkreten Krankheitsverläufe, die schlechter fahren – Beispiel A und C –, rangieren unter besonders bösartig und/oder zu spät erfaßt. Alle operierten Fünf-Jahre-Überlebenden andererseits zählen zu den Therapie-Erfolgen (ob sie auch unbehandelt ohnehin noch fünf und mehr Jahre zu überleben gehabt hätten), *weil* sie diese Zeitmarke überlebten. Das ist durch eine derartige statistische Methode bedingt. Es gilt für jegliche Therapie und sagt nichts zugunsten von Operation, Bestrahlung und dergleichen.

Ein solcher angenommener Fall von Therapieschaden – ist er gar so theoretisch? – demonstriert, daß die maßgebende Statistik in weitem Umfang taubstumm ist. Sie ist weitgehend irrelevant, nicht allein für qualitative Fragen des Lebenswertes, sondern bereits für die rein quantitative Frage bezüglich der Lebensverlängerung über die krankheitsbedingte Lebenserwartung hinaus. Die Krebsstatistik macht ihrem Namen alle Ehre, sie ist bereits konstruktionsbedingt *Erfolgs*-Statistik (L 18, 19).

Der Glaube, daß gewaltsame Intervention durch Zellvernichtungsmaßnahmen bei Krebs lebensverlängernd wirke, bleibt auch mit der glanzvollsten derartigen Erfolgsstatistik nichts anderes als wohlmeinender Glaube in pseudowissenschaftlicher Verbrämung. Werden Krebspatienten durch Zellvernichtungsmaßnahmen bezüglich der Dauer ihres Lebensrestes quantitativ beschnitten, dann bleiben die so Benachteiligten für die Statistik aus methodischen Gründen unerkannt. Über das natürliche Lebensende eines Individuums besteht prinzipiell keinerlei Aussagemöglichkeit.

Veranschlagt man die Dauer des Krankheitsverlaufes von der frühestmöglichen Mikrodiagnose bis zum natürlichen Lebensende auf oftmals zehn oder mehr Jahre (H 16), dann wird klar: Die ohnehin gegebene natürliche Überlebensdauer der früherfaßten Krebskandidaten kann durch Messer, Faden, Nadel und Schere zwar – im Falle der primären Operationssterblichkeit – schlagartig beschnitten werden. Sie beträgt aber ganz *ohne* alle chirurgische Kunstfertigkeit bereits 100 % Fünf-Jahres-Überlebenschance, wenn der Patient auch nur fünfeinhalb Jahre vor seinem natürlichen Lebensende diagnostiziert wird. *Dieses* Ergebnis läßt sich weder durch Operation noch durch Bestrahlung oder *irgend*-eine Therapie überbieten, wohl aber qualitativ durch leiblich-funktionelle und seelisch-geistige Behandlungsfolgen *auch* verschlechtern, und zwar *ohne* daß die Erfolgsstatistik darauf anspräche. «Rechtzeitige Operation im wirklich ersten Stadium bedeutet Heilchance von fast 100%» (B 3), das ist zunächst nur ein Kindertraum für den, der diese Zusammenhänge nicht durchschaut. *Bewiesen* ist durch die Erfolgsstatistik nur eine *fünfjährige* Überlebenschance von *unter* 100% – etwa infolge der chirurgischen «Komplikationsdichte»? Feuchte Umschläge, *sechs Jahre vor dem natürlichen* Lebensende, bieten hundertprozentigen statistisch gesicherten Zahleneffekt, und zwar *ohne* «Inkaufnahme größerer Verstümmelungen» (B 7).

# 11. Was nützt das Zellkonzept *früh?*

Versuchen wir einen Überblick. Welche Anhaltspunkte sprechen dafür, daß Gewaltkuren bei Krebs etwas nutzen *dann,* wenn sie *früh* zur Anwendung kommen? Den sogenannten Fünf-Jahres-Heilungen fehlt die Eichkurve, und es fehlt ihnen die Gegenüberstellung mit gleichwertigen *anderweitig* Behandelten. Angesichts einer Fünf-Jahres-Rate von sagen wir 80 % kann niemand glauben, das Gesamt dieser 80 % «Fünf-Jahres-Geheilten» würde *ohne* unsere Intervention bereits nach fünf Jahren ausnahmslos zu Tode gekommen sein. Die 80 % Überlebenden rekrutieren sich vielmehr aus drei Gruppen, drei unbekannten Teilgrößen, die wir A, B und C nennen *(Abb. 8).*

Ein unbekannter Anteil A würde auch unbehandelt fünf Jahre überleben. Die Gruppe A besteht aus den falschpositiven, histologisch zu Unrecht als unheilbarer Krebs diagnostizierten Patienten. Es ist dabei nur eine Frage der Sprachregelung,

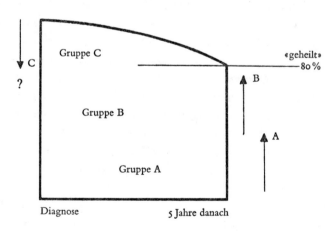

*Abb. 8: Was bedeutet 80% «Fünf-Jahres-Heilung»?, schematisch*

Die Gruppen A und B überleben das Fünf-Jahres-Kriterium ohnehin. Wieviel echte Heilbeeinflussungen enthält die Gruppe C?

ob man sie als histologischen Scheinkrebs bezeichnet oder als «ruhenden Krebs», als «präklinische Phase» oder wie immer. Denken wir nur an die Fälle von sogenannter früher Bösartigkeit, in denen die histologischen Kriterien so ungemein different gehandhabt werden (L 4, S 39). Ihr Anteil steigt gerade mit der Krebs*früher*erfassung stark an.

Die *80* % «Fünf-Jahres-Geheilten» beinhalten aber noch eine zweite, zahlenmäßig nicht abschätzbare Gruppe B, welche ebenfalls auch ohne ärztliche Intervention binnen fünf Jahren *noch nicht* an Krebs verstorben sein würde. Dieser Anteil B mag von verschiedensten Einflüssen abhängig sein. Auf jeden Fall unterliegt er stark der temporalen Relation. Wir haben gesehen: Die Bösartigkeitsbeschleunigung ermöglicht eine ganz zwanglose Erklärung für maximale Fünf-Jahres-Quoten, wofern wir nur maximal früh diagnostizieren. Dieser Anteil B bezieht sich auf die echte Krebskrankheit des Menschen, soweit sie eben histologisch zu Recht diagnostiziert wird. Beide Gruppen vermögen also hohe Anteile jener *80* % ganz zwanglos zu erklären, vor allem auch ganz ohne jede Therapie.

Für einen echten therapeutischen Gewinn an sogenannten Fünf-Jahres-Heilungen, welcher der *frühen* Operation oder Bestrahlung zu danken wäre, bleibt also nur die restliche Gruppe C. Mag ihr Anteil niedrig sein oder hoch, er beträgt auf jeden Fall weniger als *80* % oder was die jeweilige Statistik gerade ausweisen möge. *Das* wären also, in Gruppe C, die echten Heilbeeinflussungen, wie sie Stahl und Strahl zu danken sein *könnten*. Seien es Dauerheilungen von der echten Krebskrankheit des Menschen, echte Ausheilungen. Oder seien es nur *einstweilige* «Heilungen», Zeitgewinn, Aufschub des später doch folgenden Todes an Rezidiv oder Metastasierung.

Dabei sei hier nicht die Rede vom *Wert* des so gewonnenen Lebensabschnittes noch von dem dafür erforderlichen *Preis* an biologischem und psychologischem Aufwand, sondern nur von dem rein quantitativen Gewinn. C wäre also die Gruppe, auf die wir noch zurückkommen wollten. Sie allein könnte etwas zugunsten der Ausrottungsbehandlung beweisen, die auf Grund und infolge ihrer *frühen* Anwendung eventuell echte Ausheilungen von Krebs bewirken soll, wie mancherorts geglaubt wird.

Diese nicht abzuschätzenden und vorerst hypothetischen Erfolge wären dem Zusammenwirken von zwei Faktoren verdankt, von Zell-*Vernichtungs*-Maßnahmen und von deren *frühzeitiger* Anwendung.

Diese Geheilten oder zumindest vorerst Geheilten der Gruppe C sind also anatomisch gesehen Frühfälle, sonst würden wir sie nicht den frühen Stadien zurechnen. Sie sind aber funktionell gesehen nicht *so* früh, daß sie auf Grund der temporalen Relation unter den Fiktiverfolgen rangieren würden, sonst würden sie zur Gruppe *B* gehören.

Das heißt also, es müßte sich bei Gruppe *C* um ganz besonders rasch verlaufende, um *ganz besonders bösartige* Krankheitshergänge handeln, um die schlechten Risiken. Nun zeigt aber gerade die Erfolgsstatistik, daß bei den schlechten Risiken mit Gewaltkuren nicht Heilung bewirkt wird. Es ist daher nicht eben wahrscheinlich, daß die Gruppe C gegenüber den Gruppen A und B zahlenmäßig eine große Rolle spielen kann. Wie wir uns auch drehen und wenden: Für eine unbefangene Interpretation liegt vielmehr die Annahme näher, wiederum, daß Fünf-Jahres-Raten von sagen wir *80*% in hohem Ausmaß

Heilungen von Scheinkrebs darstellen oder eben einstweilige Scheinheilungen von Krebs.

Wie illusionär der Glaube an das Heilvermögen von Zerstörungsmaßnahmen ist, das wurde von JUNGHANNS bezüglich des Gebärmutterhalskrebses gezeigt, der ob seiner Früherfaßbarkeit eine so glanzvolle Statistik aufweist. Berücksichtigt man nämlich den Menschen als Ganzes, der hinter den Muttermundsveränderungen steht, so stirbt er dann eben nicht an Gebärmutterkrebs, sondern an einer anderen Krebslokalisation.

So wurden von 1948 bis 1956 über 2000 Frauen unter etwa gleichwertigen Umständen beobachtet, zur Hälfte mit sogenannter Muttermundsvorsorge, zur Hälfte ohne. Bei der Nachuntersuchung 1960 wiesen beide Gruppen die gleiche Anzahl von Krebserkrankungen auf, nämlich *23* (J 3).

Ähnliches hatte bereits PELLER gezeigt: Die Anzahl an Krebserkrankungen bleibt sich gleich, nur die Lokalisation verschiebt sich. Der Pathologe GROSSE vergleicht den Operateur mit einem Kirschenplantagenwächter, der den Spatzenschwarm von einem Baum auf den anderen vertreibt. Der Pathologe HAMPERL empfahl, vom Seziertisch aus, dem Chirurgenkongreß 1960 die therapeutische Beeinflussung des Tumor*trägers* «als das gewissermaßen von der Natur selbst vorgezeichnete Verfahren».

Entwickelt sich aber der Krankheitsverlauf nach Stahl oder Strahl beim individuellen Patienten auffallend ungünstig, wie das der praktizierende Arzt öfter und spürbarer miterlebt als der Kliniker, dann bietet die Statistik doch recht wenig Trost. Das Ausweichen auf die Anonymität der Kollektivbetrachtung ist mit dem Fehler der *großen* Zahl behaftet, mit Qualitätseinbuße und abstrakter Entdifferenzierung. Es bringt durchaus keine Garantie für illusionsfreies Denken mit sich, sondern kann im Gegenteil Wunschträume geradezu begünstigen und sie ins Gigantische steigern.

Für das morphologische Krebskonzept muß man subsumieren: Wo seine Hilfe am dringendsten vonnöten wäre, in den fortgeschrittenen Phasen bei den schlechtesten Risiken, nützt es am wenigsten. Wo es aber um den Kranken nicht gar so übel steht, wo auch *trotz* fortbestehender Geschwulst seine natürliche Lebenserwartung noch Jahre währt – dort wäre abermals *schonendere* Behandlung sinnvoller.

Diese Ausführungen – seien sie *mehr* oder seien sie *weniger* sachgemäß, darüber befindet die Wirklichkeit von Natur und Kosmos – sie stellen die Erfolgsgewißheit des cellulären Krebskonzeptes mindestens in Frage. Sie werfen ein Licht auf die Last der Verantwortung des praktizierenden Arztes. Denn die Rätsel des Krebses passieren im Grunde *alle* irgendwann einmal das Wartezimmer des einzelnen Doktors. Die Kranken von morgen, auch die Krebskandidaten, sind heute mitten unter uns, bemerken wir auch nur erst den niederen Blutdruck, die Stoffwechselschwäche oder die Untertemperatur, eben das «Grundleiden Ungesundheit» (L 10) überhaupt, wir kommen darauf zurück.

Wäre gegen den Krebs kein Kraut und kein Stein der Weisen zu finden und sind ihm auch Stahl und Strahl nicht gewachsen, so bleibt doch eines unbenommen: Was gegenüber der Pest einst gelang und anderen Seuchen, das sollte einem hellen Bewußtsein auch für die Individualkrankheiten nicht unmöglich bleiben: die *Vorsorge*. Sie liegt in der Hand des einzelnen Arztes. Er hat, wenn überhaupt jemand, die früheste Berührung mit den Krebskandidaten. Er kann Kontakt herstellen ohne störenden «Apparat».

Doch nach seiner nur naturwissenschaftlichen, nicht auch geisteswissenschaftlichen, Ausbildung bringt der Mediziner dafür einstweilen wenig Rüstzeug mit. Dennoch ist der frei und verantwortlich ordinierende Arzt in der Sprechstunde das kostbarste Kapital für ein Volk in der Krankheitsbedrohung, denn *er* geht nicht mit Ratten und Mäusen um, sondern mit den Krebskandidaten selber. Nur eines lähmt ihm Herz und Hand, das überlebte Dogma von der cellulär begründeten Natur dieses Leidens. Verlassen die Menschen den Glauben, als ließe sich das Unheilbare einfach abschneiden wie ein Stück Wurst, dann sind sie für *ganz*hafte Behandlungsmaßnahmen nicht schwerer zu gewinnen als für Operation oder Bestrahlung – die freilich, ob sie mehr helfen oder ob sie mehr schaden, auch ihrerseits eine Mission erfüllen mögen...

Schicksalsgestaltung läßt sich nicht verordnen, sondern nur in behutsamer Widmung erarbeiten. Die «erste böse Zelle» ist kein Transplantat, das man hat oder nicht hat. Sie ist vielmehr ein individuelles Ereignis, das sich vorbereitet und allmählich vollzieht. *Hat* der Mensch bereits eine «erste böse Zelle» – ob man sie sähe oder nicht –, so hat er stets auch eine sogenannte Abwehrkraft. *Sie* gilt es zu bilden, um selbst *mit* Geschwulst oft einen reich erfüllten Lebensweg zu vollenden. Die Wissenschaft vom Menschen beginnt erst mit demjenigen, das den Menschen vom Tier *unterscheidet*: mit seiner Biographie, seinen seelischen und seinen geistigen Eigentümlichkeiten, ihrer freien und schöpferischen Gestaltung und deren Auswirkungen auf Gesundheit und Krankheit.

Erzieht sich der Arzt dazu, jeder Arzt in jeder einzelnen Alltagssprechstunde, den Menschen *ganz* zu sehen: nicht nach seinem ärztlichen Fachgebiet oder zuerst nach Lehrbuchdiagnosen; auch nicht nach den vorgebrachten Anliegen, sondern nach Körper, Funktion, Seele und Geist, nach Haltung, Stimme, Ausdruck, nach Tonus, Haut und Zunge; nach Fingernägeln, Stoffwechselausscheidungen und Wärmeniveau; vor allem aber nach seiner Biographie, seinem Gemüt, seinem Wesen, dann sind ihm die Laboruntersuchungen und

Krebsproben nur noch wünschenswerte Bestätigungen. Denn das *individuelle Wesen* des Kranken ist es, das die sogenannte Abwehrkraft dirigiert – *oder* die «erste böse Zelle» zuläßt. Dort erfolgen die Weichenstellungen, dort ist der gemeinsame Nenner, welcher den vielfältigen Phänomenen zugrunde liegt.

Nun läßt sich freilich nichts schwerer ändern als *Denkgewohnheiten*, bei Patienten nicht und nicht bei Wissenschaftlern. Es kommt daher zuerst darauf an, die Fruchtlosigkeit der cellulären Sehweise innerlich zu erleben. Morgen früh in der Sprechstunde werden viele Mediziner freilich noch verordnen, was sie bislang nicht besser durchschauten. Bereits heute abend aber können wir im Herzen erwägen, was uns allen anvertraut ist: die Schicksalsgestaltung des Menschen in dieser Zeit. Wer ist dafür verantwortlich, wenn nicht zuerst und zuletzt der handelnde *Arzt*.

# 12. Therapieschaden bei Krebs

Je größer die Arztdichte, um so höher die Krebssterblichkeit.

Otfried MITTMANN

*Salus Aegroti,* das Heil des Kranken bei Krebs, befindet über den Wert der Therapie. Worin besteht der leiblich-funktionelle und worin der seelisch-geistige Gewinn des Krebskandidaten durch Operation, Bestrahlung und Cytostatica der synthetischen Pharmazie? Der allein darüber vorliegende Ausweis ist die «Erfolgs»-Statistik, die sich bei unvoreingenommener Analyse als weitgehend fiktiv erweist. Soweit der Krebsverlauf nach cellulärer Ausrottungsbehandlung dem Krankheitshergang bei *konservativen* Maßnahmen *überhaupt* gegenübergestellt wurde, sprachen Vergleiche qualitativ und quantitativ zuUNgunsten physischer Gewaltmaßnahmen gegen sogenannte böse Zellen und Gewebe (R 8).

Nun könnte man, in Ermangelung eines Besseren, gewissermaßen aus Verlegenheit, eine solche Therapie gutheißen unter dem Motto «nutzt es nicht, so schadet es auch nicht». Indessen besteht nirgends Zweifel darüber, beim Fachmann nicht und nicht beim Laien, daß derartige Behandlungsmaßnahmen eben durchaus schädigend sind. Zielen sie doch bewußt auf *Zellzerstörung* ab, so daß sich jenes Motto tragischerweise oft umkehrt: Nutzt es nichts, so schadet es doch zunächst einmal. Entfällt aber der Gewinn solcher Opfer, erweist er sich weitgehend oder völlig als fiktiv und illusionär, dann fallen die Aufwendungen zunehmend ins Gewicht und erreichen irgendwann ein ärztlich nicht mehr vertretbares Ausmaß. Über die Entrüstung hinweg, was man denn «sonst» für den Krebskandidaten tun könne, wird nüchtern die Frage aufgeworfen: Fährt der Krebskranke *ohne* Ausrottungsmaßnahmen gegen seine «bösen» Zellen schlechter?

Derartige Erwägungen sind um so aktueller, als die «Krise der Medizin» – es handelt sich dabei um ein weltweites Menschheitsphänomen, für das allerdings in den verschiedenen Völkern, Kreisen, Bewußtseinslagen unterschiedliche Wachheit besteht – ganz beträchtliche Ernüchterungen zutage fördert. So findet der Internist, dessen Klinik oft zum Abraum für die Folgen gescheiterter chirurgischer Wunschträume wird, daß Therapieschäden zu den häufigsten Erkrankungen überhaupt gehören (H 22); oder daß sogar Lungenkrebserkrankungen *ohne* derartige Untersuchungs- und Behandlungsmethoden (S 18, 19) «relativ gutartig verlaufen können, wenn man sich mit vorsichtigen, sicher unschädlichen, symptomatischen Maßnahmen begnügt», ja daß sie bei sachgemäßer diätetischer Führung sogar besser fahren (B 19, R 3). Der Leichenschauer zieht das Resümee: «Das Zeitalter der iatrogenen Pathologie hat begonnen.»

Ein Sammelband mit dem, etwas gefälligeren, Titel «Nebenwirkungen» (K 21) und viele laufend neu erscheinende Arbeiten berichten von therapeutischen Erfahrungen, die hie und da faszinierte Bewunderung auslösen mögen, wie wir es so herrlich weit gebracht hätten (Krankenstand auf deutschem Boden um 1900 bei 1–2%, um 1978 bei 7–8%), die aber beim Arzt, welcher durch des Lebens und der Natur Examen ging (PARACELSUS), tiefe Bestürzung hervorrufen müssen. Wieviel oder wie wenig des einzelnen Therapeuten Verantwortungsbewußtsein davon auch angesprochen sei: Die Wurzel derartigen Mißgenügens ist in dem nur *natur*-wissenschaftlichen *Weltbild* zu suchen – daher die weltanschauliche Schärfe der Auseinandersetzung –, mit dem die jeweils heranwachsende Medizinergeneration versorgt wurde. Wer Mensch, Natur und Kosmos nur im Rahmen physikalisch–chemischer Kausalketten zu interpretieren lernt, der wird aus *diesem* Weltbild keine anderen Maßnahmen herleiten können, als sie seit über hundert Jahren zur «herrschenden Lehrmeinung» wurden. Soll dieser Engpaß einmal fruchtbar durchschritten werden, hilft nur unvoreingenommene WahrNEHMUNG der nüchternen WIRKlichkeit. Denn die Mühsal der Metamorphose eingefahrener Denkgewohnheiten wird, wenn überhaupt, nur derjenige in Angriff nehmen, der sich von der Ausweglosigkeit des Seitherigen überzeugt hat.

Was dann an die Stelle der seitherigen Therapie zu treten habe, ist eine weitere Frage, die eigener Auseinandersetzung bedarf. «Sehen, was ist», schafft erst die Voraussetzungen dafür. Denn wenn die Menschen, Patienten und Ärzte, glauben, es gäbe ja immer und immer *noch* einen Ausweg, solange nicht operiert würde, könne es ja so schlimm nicht stehen, so lange werden sie selbstverständlich allen Anforderungen ausweichen, die – wenn früh und hingebungsvoll angewandt – das Rad des Schicksals noch mehr oder weniger zu wenden vermöchten. So aber gelangt man, wie hypnotisiert vom cellulären Denken, in Frontenverhärtungen, denen auch wirklich auflösende und ausleitende Behandlung nicht mehr zu steuern vermag – in eitlem Wahn Zeitpunkt und Chancen verspielend für das, was Natur und Kosmos und Mitmensch zu gewähren vermögen.

Die unseligsten Verflechtungen der Krebsproblematik entspringen der Auffassung, daß dieses Leiden in der Zelle begründet sei. In der «ersten bösen Zelle», oder doch aus einem kleinen Zellverband, einem räumlich umschriebenen Körperabschnitt, nähme es seinen Ursprung. Könnte man das Leiden früh genug diagnostizieren, um die ersten bösen Zellen auszumerzen, so sei es heilbar. Im Falle der Unheilbarkeit habe man eben nicht «rechtzeitig operiert». Es sei also dafür Sorge zu tragen, daß die fürderen Patienten früh genug in operative Behandlung genommen würden. Dieses Konzept bildet das Rückgrat der seit Jahrzehnten anwachsenden Früherfassungskampagne, der weltweiten «Cancer Campaign» und eben auch der einstweiligen Vorsorgemaßnahmen.

Dessenungeachtet steigen die Krebs-Sterbeziffern generell weiter an. Dafür werden wiederum Argumentationen ins Feld geführt etwa auf der Linie, daß dieser Anstieg *ohne* Operation und Bestrahlung noch erheblich steiler verlaufen würde. Eine solche Sehweise *kann* der Realität entsprechen, es fehlt jedoch die Evidenz, daß dem tatsächlich so *ist*. Die Erfahrung sagt jedenfalls, daß – in zurückliegenden Jahrzehnten – weniger Krebstote gezählt wurden, als weniger operiert und bestrahlt wurde.

Der Statistiker (M 12) konstatiert anhand von UNO-Erhebungen: Keine andere Korrelation zur Krebssterblichkeit ist so eindeutig faßbar wie die Abhängigkeit von der Qualität der Nahrungsfette. Nächstdeutlicher Zusammenhang: Je größer die Arzt-Dichte, um so höher die Krebssterblichkeit – wie immer das auch zu lesen sei.

Weitverbreitete Krebsangst und unvergleichlicher Forschungsaufwand sprechen dafür, daß niemand daran glaubt, die Krebsrätsel seien durch Messer und Strahlen zu lösen. Man gelangt vielmehr darüber ins klare, daß mit der cellulären Sehweise nur eine Äußerung, nicht aber das Gesamtproblem der Krebskrankheit des Menschen erfaßt wird. Denn bevor die Zelle «aus der Art» schlug, verstand sie sich durchaus mit dem jeweiligen Individuum. Maßgebend für ihr Verhalten war primär die Eigenart, das Wesen des Menschen, dem die Zelle ursprünglich diente. Blieb diese anfängliche Harmonie, die vorherige Programmierung und Direktion von Billionen Zellen des Krebskandidaten gänzlich ohne Einfluß darauf, daß eine «erste böse Zelle» sich überhaupt emanzipieren konnte?

Die prägende Gestaltungskraft des individuellen Menschenwesens (L 20, 22) ist es ursprünglich, welche den Leib ergreift und durchgestaltet bis in Schrift und Gang und Physiognomie, ja bis in die Ausformung der einzelnen Organe, der Ohrgestalt, der Hautleisten an den Fingerbeeren. *Sie* steuert die «Abwehrkraft» gegenüber Krebs. Nicht Zufall im banalen Sinne noch umgebende Außenwelteinflüsse sind es im Ursprung allein, welche der «ersten bösen Zelle» ermöglichen, die individuelle menschliche Gestaltung zu durchbrechen. Solchen Einflüssen unterliegen *alle* Individuen, ohne in der Mehrzahl daran zu scheitern. Vorab ist es vielmehr die menschliche Individualität, welche eine solche ENTartung in ihrem Zellbestand *zuläßt,* indem sie auf ihren individuellen Entwicklungspfaden mit Umwelt und Ursprung in Mißklang gerät (L 26). Übergeht man derartige *grund*legende Weichenstellungen, so zielt man notwendig an Urgrund und Lösung des «Krebsrätsels» vorbei.

Die Zelle untersteht einer ganzen Hierarchie von Gesetzlichkeiten, für welche jedes Gleichnis unvollkommen bleibt. Ein Beispiel kann nur ungefähr umreißen, worum es sich etwa handelt. Als spezialisiertes Organglied eines bestimmten Menschen funktioniert die Zelle wie ein hochqualifizierter Instrumentalist im Orchester. Eingestimmt auf einen herangezüchteten Klangkörper und ausgerichtet auf *seinen* Dirigenten, vertraut er sich ganz *dessen* Führung an, *wie* eine bestimmte Komposition zu reproduzieren sei. Erlahmt die mitreißende Prägekraft dieses Dirigenten, so sinken auch die einzelnen Orchestermitglieder allmählich auf durchschnittliches Leistungsprofil zurück, wie landläufige Cellisten und Flötisten es gemeinhin bieten; ja sie tragen leicht

Fremdimpulse anderweitiger Interpreten in «ihr» Orchester herein. Ob also höchstmögliche Harmonie oder Gleichgültigkeit, ja Diskrepanz zwischen Musiker und Dirigent besteht, zwischen Zelle und Individuum, das bestimmt sich hernach auch aus dem Eigen-sinn des Instrumentalisten, zuvor aber aus der Begeisterungskraft, aus der Prägekraft und dem Gestaltungsvermögen des Leiters.

Fruchtbar wird dieses wie immer «hinkende» Beispiel erst, wenn man gerade seine *Un*-zulänglichkeit überdenkt. Die Zelle ist gerade *nicht* «einem Orchester beigetreten», noch wurde sie «engagiert». Sie existiert überhaupt nur als Frucht und Glied eines Organismus – doch dieser Patient hat sie gewähren lassen. Der menschliche Organismus kennt gar nicht «Zellen» schlechthin, sondern immer nur spezialisierte, mit bestimmten Funktionen betraute Glieder. Jede so abgerichtete und herangezüchtete Zelle bringt aber wie als Voraussetzung mehr oder weniger *Lebens*-fähigkeit mit, Lebens*willen* in sich und für sich selbst, Grundlage belebten Seins überhaupt. Ihr Sosein aber, als voll ausdifferenziertes Organglied, wird ihr erst abgerungen von übergeordneten, *ganz*-haften, individuellen (unteilbaren!) HeranBILDEkräften – je nach Organ- und Körperbereich verschiedenen. Als *Kräfte* sind sie sowenig sichtbar wie Schwere, Elektrizität oder Magnetismus. Für sie gilt das GOETHE-Wort: «Am farbigen Abglanz haben wir das Leben.»

Erlahmen diese Kräfte, so entsteht deswegen nicht ein Vakuum, sondern zelleigene Impulse gewinnen relativ die Oberhand und lehnen sich als bloße *Lebens*-kräfte – scheinbar – auf gegen den Organismus. Sie sind nicht an sich «böse» oder minder «gut», sondern sie fallen – gegenüber dem *eigen*-tlichen Soll der Individualität dieses Kranken eher sich selbst überlassen – auf eine mehr *natürliche* Stufe zurück, auf ein *unter*-individuelles Funktionsniveau.

In genau diesem Ausmaß – und in jedem derartigen Augenblick – gewinnen außermenschliche, bloße *Natur*-prozesse das Übergewicht dort, wo *menschliche* Prägekraft erlahmt. Die therapeutische Beseitigung der *Folgen* dieses Mangelzustandes – eben der vitalisierten Zellen – vermag daher durch sich selbst wenig an solcher «Weichenstellung» zu bessern. Bleibt diese, wie sie nun einmal sich eingespielt hat, dann folgen immer neue Zellen jenem Entwicklungsgang, den wir als «bösartig» bezeichnen.

Wie dieser wirklichkeitsgemäß – menschgemäß – zu bewerten sei und demgemäß zu heilen, das sollen wir dann noch besser zu verstehen trachten. Voran steht die Erfahrung, wie man ihn *schädigt*. Und darüber blieben doch nicht *alle* Mediziner stumm *zeitlebens*. Wie mancher wagte ein Wort zur Vernunft, schon *bevor* er sein Schäfchen im Trockenen hatte. Um wieviel mehr muß der Mündigkeit-Suchende *selbst* beurteilen und entscheiden, worauf er sich einläßt und worauf nicht.

Wer das mitdenkt, ohne selbst beteiligt zu sein, der beginnt von ferne zu ermessen: Unsägliches Erleiden muß mitgelebt worden sein von diesen, den Zitierten, die da einmal den Mund auftaten; die aus der schweigenden Mehrheit hervortraten, um mit dem Finger zu weisen auf die schwärende Wunde des Menschseins dort, wo es zutiefst verletzt ist in seiner Menschengestalt, ohne des Mitmenschen heilende Hand zu erfahren.

Wer aber bliebe unbeteiligt vor diesem tonlos zum Himmel schreienden Weh; nicht dort, am Bosporus und bei den Botokuden noch in der «Dritten Welt», nein, mitten unter uns, im Nachbarhaus und Krankenhaus für täglich mehrere hundert Mark Eintrittsgeld aus unser aller Tasche.

Wer auch ist «nicht betroffen» angesichts der Krebsbedrohung? Weißt du wirklich, wie es mit dir steht und mit deinen Zellen? Einen «Abstrich» hast du gemacht, vielmehr machen *lassen* – und wir *lassen* ja immer machen. Immer andere sollen dann wieder ausgleichen, was wir versäumt. Rechnen wir einmal mit.

Beim «Krebsabstrich» wird etwa ein Milliardstel Teil des Körpers einer optischen Strukturanalyse unterzogen, vielleicht zehntausend von dreißig Billionen Zellen. Was heißt das praktisch und aufs Ganze gesehen, wie läßt sich eine derartige Größenordnung vorstellen? Als Strecke veranschlagt, hat man damit beispielsweise zwei Millimeter der Entfernung von Hamburg nach New York.

Zudem muß veranschlagt werden, daß

1. oft ein noch kleinerer Anteil zur Bewertung kommt,

2. dieser Bruchteil nichts sagt über die Gesundheit der übrigen Zellen dieses Organismus – tausendmillionenfache Menge –,

3. diese aufwendige Untersuchung nur einen optischen Struktur-

eindruck vermitteln kann, welcher allen den geschilderten Einwendungen unterliegt,

4. es sich zudem nur um eine Momentaufnahme handelt, welche im Ernstfall (nur auf ihn kommt es an) schon nach kurzer Zeit überholt sein mag.

Müssen wir da nicht – jeder von uns – heute noch ansetzen, um zu *irgend*einer anderen Verstehweise bei Krebs zu gelangen, die auch nur eine Chance bietet, auch nur *etwas* hilfreicher und fruchtbarer zu sein?

# 13. Biomechanik nutzlos und schädlich zudem

> Anstatt ihm tiefe und dauernde Schäden aufzubürden,
> die seine ganze Aktivität fast lahmlegen: Ist es nicht
> besser, wenn er so lange weiterarbeitet, wie es ihm sein
> Leiden erlaubt?
>
> Pierre DENOIX

So sagt z. B. SEGOND sehr treffend: «Bei Krebs halte ich die Geschwulstabtragung oder wie immer geartete Lokalzerstörung für nichts als schmückendes Beiwerk, hingegen die Behandlung des Krebskranken selbst für die alleinige wesentliche Aufgabe.» Oder THIERSCH: «Solange wir den Krebs mit dem Messer bekämpfen, werden wir unterliegen.» PARK/LEES fanden für Brustkrebs, daß unsere sogenannten Heilungen «teilweise oder völlig fiktiv» sind.

MAURER spiegelt ganze Lebensbilanzen von Ärzten: «Alle Versuche, den Krebs ausschließlich mit Messer und Strahl zu besiegen, sind kläglich gescheitert.» HERBERGERS Fazit über die Anwendung von Operation und Bestrahlung: Das «entspricht der Entfernung von Maulwurfshügeln, während der Maulwurf ungehindert weiterwühlt». BAECKMANN: «Beim Ca-Problem hat die gesamte medizinische Wissenschaft außer wenigen glücklichen Ausnahmen völlig versagt.» DOMAGK: «Man würde also wahrscheinlich mit den meisten Operationen den Haupttumor ganz oder teilweise entfernen können, aber die Zahl der Metastasen vermehren. Das wäre kein Gewinn, sondern wahrscheinlich sogar ein Nachteil jeder Operation, vielleicht schon jeder Probeexcision.»

Ob operative Behandlung bei Krebs nutze oder nicht, wenn auch statistisch noch so «gesichert», das wurde oben behandelt. Soweit scheint jeder stichhaltige Beweis dafür zu fehlen. Eine weitere Frage ist die nach dem Preis, den diese Behandlungsweise biologisch kostet, welche Risiken und Nachteile der Kranke dafür zahlt.

Aus obigen Zitaten ergibt sich bereits – und so man Geduld und Aufgeschlossenheit mitbringt, lassen sie sich um manche derartige Stimmen aus der Weltliteratur vermehren –, daß viele erfahrene Ärzte zu einem negativen Fazit gelangten. Das läßt sich durch viele

Jahrhunderte zurückverfolgen (W 11), seit man je gegen Krebs das Messer erhob. Bisweilen klingen die Formulierungen sehr lapidar, so bei EWING: «Es ist kein Zweifel, daß Operation das Leben verkürzt»; bei MOORE: «Krebschirurgie tut oft mehr Schaden als Nutzen»; oder im Titel von ADAMKIEWICZ: «Krebsoperationen sind Verbrechen». So daß SMYNE zu dem Resümee gelangt: «Im Interesse der Humanität … wäre es besser, das Operieren bei Krebs vollkommen aufzugeben.»

«Die Gefahr der Krebsaussaat (nach gewaltsamen Eingriffen) besteht *auch* bei der Frühoperation» (L 2). RIEDER lieferte den pathologisch-anatomischen Nachweis für Brustkrebs an Hand von vergleichenden Sektionen. Auch englische Autoren kamen zu ähnlichem Ergebnis (D 8, H 3, K 2), daß die Metastasierung nach operativer Intervention bis zum Dreifachen größer ist als bei den Nichtoperierten. AEBLY demonstrierte am gleichen Krankengut, daß die höhere Lebenserwartung bei den Nichtoperierten lag. Auch der modernste Operateur kann nicht umhin (B 4): «Die operative Krebsbehandlung ist und bleibt immer ein *Versuch* am Menschen … unter Inkaufnahme größerer Verstümmelungen…, der selten ganz risikolos ist» – was freilich als «Komplikationsdichte» (B 3) viel gefälliger klingt.

Am klarsten liegen die Verhältnisse bei jenen Patienten, welche als Opfer der «primären Mortalität» die Klinik nicht lebend verlassen. Die dafür publizierten Unterlagen erreichten bisweilen beachtliche Hundertsätze, so nennen HOLDERS 36%, LAQUA 30% usw. Meist heißt es dann abschließend, wie zur Beschwichtigung, diese Ziffern seien in den letzten Jahren noch erheblich gesenkt worden. Oder man liest: «Nach Abzug der entsprechenden Grenzbelastungen *würde* die Operationssterblichkeit … derjenigen der üblichen Resektionsmethoden entsprechen.»

Dabei handelt es sich gewöhnlich um Operationsweisen, die eine gewisse Hoffnung offenlassen, daß zuweilen doch etwas mehr genutzt werden könne als nach BILLROTHS Motto. Er nahm es auf sich, auch hundert der «Todgeweihten» vergebens zu operieren, wenn er nur einem von ihnen das Leben verlängere. Solche «Versuche» (B 4) mit *noch* höherer Operationssterblichkeit erreichen gewöhnlich keine größere Serienzahl. Ist der Krankheitsprozeß so weit fortgeschritten, daß die Magenoperation mehr als sechs Stunden dauert, so beträgt die primäre Sterblichkeit 80%; lassen sich die Fälle noch glatter operieren, so sinkt mit der Operationsdauer das Trauma und damit die Operationssterblichkeit (S 14). «Je mehr Zurückhaltung geübt wird, um so niedriger wird die Operationssterblichkeit ausfallen» (R 4).

Dabei sind Zufälle und menschliches Versagen nicht einmal in Veranschlagung genommen, wie HACKETHAL sie in so erschreckender Weise beschreibt. Vielmehr ist hier immer nur vom *Prinzip* der «radikalen» Zell-Vernichtungs-Behandlung gesprochen, bestmögliche Abläufe der technischen Prozedur unterstellend.

Wie fahren nun diejenigen Patienten, welche die Therapie überstehen? Leben sie länger, als ihrer natürlichen Lebenserwartung entsprochen haben würde, leben sie besser? Darauf bleibt, es mag erstaunen, die Krebsforschung eine Antwort schuldig. Zwar ist es allgemein verbreiteter *Glaube,* daß Operation und Bestrahlung nützen, aber der Beweis dafür steht aus. Die maßgebende Erfolgsstatistik funktioniert sogar methodisch so, wir sahen es, daß sie für etwaige quantitative Therapieschäden weitgehend taubstumm bleibt (L 18).

Erst recht bleiben subtilere, *qualitative* Fragen von dieser Art Statistik weitgehend unbeantwortet. Selbst wenn sie sich numerisch erfassen ließen, fehlte doch die Gegenüberstellung mit gleich viel gleichwertigen Patienten aus gleichem Milieu, welche, gleichschwer erkrankt und gleichwertig früh diagnostiziert, die einzelnen Lebensumstände und Krankheitsäußerungen *ohne* gewaltsam zerstörende Eingriffe dokumentieren könnten. Die «Inkaufnahme größerer Verstümmelungen» (B 4) würde ihnen jedenfalls vorab erspart bleiben sowie alle mittelbaren und sekundären Folgen, die sich daran knüpfen. «Viele Ärzte wissen gar nicht mehr, wie relativ wenig Beschwerden auch bösartige Erkrankungen manchmal machen können, wenn man sie nur nicht zu gewaltsam», sondern *ohne* zu schaden «behandelt» (S 18, 19).

DENOIX schreibt dazu: «Bevor man auf die Mittel der Chirurgie, der Chemotherapie, der Röntgen- und Radiumstrahlen zurückgreift, muß man sich genau klar werden über das beabsichtigte Ziel. Man muß den Menschen als Ganzes betrachten, die Einheit seiner Person, das heißt nicht nur seinen körperlichen, sondern auch seinen psychologischen Zustand, sein moralisches und geistiges Ideal und den Platz, den er in seiner sozialen Umgebung einnimmt. Was bedeutet für ihn der vorgesehene Eingriff? In welchem Umfang darf man ihm schwere und gefährliche Operationen zumuten? Anstatt ihm tiefe und dauernde Schäden aufzubürden, die seine ganze Aktivität fast lahmlegen: Ist es nicht besser, wenn er so lange weiterarbeitet, wie es ihm sein Leiden erlaubt? Ist man berechtigt, in dem Bestreben, den Schmerz zu beseitigen, das Leben ein wenig zu verlängern und neue Hoffnung zu wecken, wenn man ihn dabei einer beschwerlichen Behandlung unterziehen muß, deren Ausgang kaum Hoffnung läßt?»

Auch die, gerade auch die «bloß» physiologischen Begleitwirksamkeiten gewaltsamer Eingriffe in die Funktionskreise des Schwergekränkten scheinen nicht das zu leisten, was man als Arzt vermitteln möchte. Denken wir nur an die Chemikalien für Narkose, Schmerzen, Schlaflosigkeit, an erzwungene Bewegungseinschränkung, Darmträgheit und anderes. REHN, der die Verhältnisse detailliert prüfte, schreibt im Gegenteil – *nach* seiner Entpflichtung als Chirurg, versteht sich –: «*Jede* chirurgische Handlung bedeutet eine Belastung für den Patienten... Sie schafft eine ähnliche Stoffwechsellage, wie sie der Tumor zu seinem Wachstum *braucht*,» und fördert vermutlich das Angehen junger Krebsmetastasen. FELIX spricht geradezu von der «posttraumatischen Krankheit», wie sie etwa auch von HOLDER charakterisiert wird. KALLENBACH bestätigt experimentell: Zahl und Größe der Metastasen STEIGEN, bei Minderung der sogenannten Abwehrkraft, durch den operativen Eingriff u.a., wobei auch kurzdauernde Widerstandsschwächung genügt. KROKOWSKI fand, es wurde erwähnt, die Metastasen sind «in ganz überwiegender Zahl zu eben dem Zeitpunkt entstanden, als der Krebskranke das erste Mal wegen seines Leidens ärztlich behandelt wurde».

BUSSE stellte vergleichende Betrachtungen an über verschiedenartige, auch zweizeitig durchgeführte Operationen beim weiblichen Unterleibskrebs und schreibt: «AMREICH hat allerdings beobachtet, daß bei der sekundären Lymphknotenentfernung Lymphdrüsen, die bei der Abtastung anläßlich der (vorher durchgeführten) vaginalen Radikal(!)operation noch vollkommen beweglich waren, drei bis vier Wochen später bei zusätzlicher extraperitonealer Lymphknotenentfernung sich schon als fixiert dadurch erwiesen, daß der Krebs der

Lymphdrüsen in das umgebende Fettgewebe vorgedrungen war.» RIEDER gelangte zu dem Eindruck, daß «der Wegfall des Primärtumors das Aufschießen von schon mikroskopisch vorhandenen Tochtergeschwülsten begünstigen könne». KOUSMINE schreibt über die Auswirkung der zellvernichtenden Behandlungsmaßnahmen: «Es ist dabei recht erstaunlich, mit welchem Fleiß die Natur manchmal das kaum entfernte Gewebe wieder aufbaut.»

So kann es nicht wundernehmen, daß die Ärzte selber, sobald sie selbst als Patient einem Krebsverdacht unterliegen, gelegentlich ganz andere Verhaltensweisen an den Tag legen, als sie ihren Patienten verordnen (M 16). Es zeigt sich dann oft die tiefe Skepsis bezüglich der Krebsheilbarkeit durch Zerstörungsmaßnahmen. Ja, gelegentlich wurde sogar Selbstmord begangen, wobei jedoch die nachträgliche Sektion erwies, daß Krebs überhaupt nicht, sondern nur eine falschpositive Diagnose vorgelegen hatte, daß die Befürchtung unbegründet war. Damit bestätigt sich wiederum, daß Suizid und Krebs selten zusammentreffen. Selbstmord kommt bei der echten Krebskrankheit des Menschen einfach kaum vor (L 21). Indessen, bezüglich der operativen Heilbarkeit des *eigenen* Krebses sind die Jünger AESKULAPS nicht selten so kritisch wie AESKULAPS Tochter MANTO; in GOETHES Faust «fleht sie zum Vater, daß, zu seiner Ehre, er endlich doch der Ärzte Sinn verkläre und vom verwegnen Totschlag sie bekehre» («Faust» II, Vers 7452/4).

Es fehlt also der Beweis – der statistische versagt, und im individuellen Falle ist ein kontrollierender Gegenversuch nicht durchführbar –, daß gewaltsame Intervention dem Krebskranken nützt oder je genutzt hat. Was immer Patient und Operateur darüber vorbringen mögen, es bleibt Glaubensinhalt ohne Erfahrungsbestätigung. Unleugbar sind jedoch Belastungen und Schäden operativer Maßnahmen, über deren *Spät*wirkung im voraus nichts auszumachen ist. Kontrollverläufe oder konkurrierende Gegenüberstellungen mit *anderweitig* behandelten Krebsverläufen fehlen fast ganz. Soweit sie vorliegen, sprechen sie *gegen* Gewaltmaßnahmen und auch bezüglich der Überlebenszeit nicht dafür.

Als Fakten liegen – greifbare und unwägbare – nur die Aufwendungen vor, welche Operationsmaßnahmen fordern: primäre Sterblichkeit, Verstümmelungen auch radikalen Ausmaßes, Metastasierungsgefährdung, Stoffwechselschädigungen, Folge-, Zweit- und Späterkrankungen mit weiteren Folgeoperationen, Verwachsungsbeschwerden, seelisch-geistige Belastungen meist unübersehbaren Ausmaßes, für die der Krebskranke höchstens während seiner Narkosen als unempfindlich gelten könnte (L 21).

«Radikale Krebsoperation» stellt stets eine grobe Täuschung dar, denn *radix,* die Wurzel, wird vom Messer nicht erreicht. DERRA schreibt: «Eine andere Gefahr liegt dort, wo das Behandlungsergebnis einer fortschrittlichen Chirurgie vielfach nur darin besteht, daß mit großem personellem und materiellem Einsatz ein pathologischer Zustand lediglich in einen *anderen* umgewandelt wird auf die Gefahr hin, daß dem Patienten hinterher nur wenige Lebensmonate eines fragwürdigen Daseins verbleiben.»

Man kann die Lage auch wiederum so «vornehm» charakterisieren, daß möglichst wenig Menschen bemerken, welch himmelschreiendes Fiasko – millionenschwer – eigentlich «erforscht» worden ist. OESER sagt: «Unsere heutigen Behandlungsverfahren ... modifizieren den Ablauf, aber sie annullieren nicht den individuell festgelegten Verlauf der Geschwulsterkrankung.» Dieser ist auch bei bestmöglicher Tumorbehandlung (immer nach dem cellularen Krebskonzept!) bestimmt durch Ausdehnung, Wachstumsgeschwindigkeit und Streufähigkeit der Geschwulst. «Ein Behandlungserfolg wird häufig *vorgetäuscht...,* die Tumorvalenz entscheidet.» Oder wie SHIMKIN sagt: Insgesamt betrachtet, weist der Parallelverlauf von Häufigkeiten und Sterberaten bei Krebs auf die Fruchtlosigkeit derartiger Heilversuche.

Messer, Faden, Nadel und Schere vermögen lediglich dem Krankheitsprozeß ein vorläufiges Widerlager zu entziehen, den Patienten damit fälschlich in Sicherheit wiegend, wo er an der echten Krebskrankheit des Menschen tatsächlich leidet. Der eindrucksvolle und für Laien so suggestive Aufwand aller Biomechanik dient bestenfalls als Kulisse für die zu einer Krebs*heilung* erforderliche *Wesenswandlung* des Kranken. Doch eben dieser Metamorphose, zu welcher der Kranke durch sein Schicksal sich aufgerufen sieht, wird durch noch so gut gemeinte Gewalt-Intervention *entgegen*gewirkt: leiblich durch die Belastungen, Schäden und Folgen der physischen Prozedur, sofern er sie überhaupt besteht; seelisch-geistig durch die Illusion, als könnten individuelle Schicksalsforderungen auf ein Kollektiv abgewälzt und durch organisatorisch-technische Perfektion zur Auflösung gebracht werden. Geht es bei der echten Krebskrankheit des Menschen wirklich um die «letzten Dinge», so zielen physisch-materielle Kunstgriffe am Wesentlichen vorbei. Ist das Leiden dagegen nicht so ernst, so sind jene Kunststückchen oft entbehrlich.

# 14. Auch Diagnostik riskant

> Ich möchte erneut dringend vor der Verwendung radio-
> aktiver Stoffe in der Diagnostik warnen.
>
> K.H. Bauer

Sehr bedenklich muß es anmuten, daß unter dem Dogma des cellularen Krebskonzeptes bereits *diagnostische* Prozeduren nachteilige Folgen
heraufbeschwören können, lediglich um der diagnostischen «Sicherung» willen, wenn dann doch keine kurative Therapie erfolgt. Bezüglich des Brustkrebses stellte z. B. Weber eine ganze Reihe von kri-
tischen Stimmen zusammen hinsichtlich negativer Folgen der Probeexcision, weitere finden sich bei Loeckle (L 17) und anderen. Freilich
werden die Zusammenhänge bei *Früh*fällen weniger evident als bei der
ausgeprägten Krebskrankheit des Menschen, denn im statistischen Kollektiv umfassen die Frühstadien größere Quoten von Patienten mit
noch hoher sogenannter Abwehrkraft und ungewisse Anteile von
«mikroskopisch gesichertem» Scheinkrebs (L 19). Sie vertragen derartige Eingriffe eher als Patienten mit der echten Krebskrankheit.

Wenn aber die jeweils vorliegende Erkrankung «auf des Messers
Schneide» steht, wenn Krebs – als das Unheilbare schlechthin – *noch*
nicht vorliegt, wenn die «Abwehrkraft» den Zellkräften noch eben
die Waage hält: Wie steht es dann mit der diagnostischen Prozedur?
Was bewirkt die Probeexcision, außer den von Rehn genannten ana-
tomischen und funktionellen Schädigungen *am Ganzen* des Patienten,
an seiner seelisch-geistigen Konfiguration? Das Bewußtsein vieler
Menschen findet allmählich Zugang zur so benannten psychosoma-
tischen Sehweise vieler Gesundheitsstörungen. Daß aber gerade auch
der Krebskranke und der Verlauf seines Leidens besonders stark seelisch-geistigen Schicksalsbegebnissen unterliegen (H 19, L 21), das
bleibt merkwürdigerweise vielen Medizinern recht unzugänglich. Fast
jeder einzelne Krebsverlauf kann dem Behandler derartige Lehren er-
teilen, sofern dieser nur sein Bewußtsein dafür öffnen will.

Die «vorsorglich» durchgeführte Probeexcision möge, wie so oft,
gewisse histologische Merkmale zutage fördern, die für Krebs nicht

völlig charakteristisch sind, die aber dennoch eine gewisse Beunruhigung in dieser Richtung wachhalten. Die dem Histologen angelastete Verantwortung zwingt ihn meist zu Formulierungen seines Urteils, welche im Endeffekt schließlich doch als «Krebs» gelesen werden. Wie sollte er – unter dem Dogma von den «bösen Zellen», mit deren «radikaler Ausrottung» der Patient «schlagartig von einer Stunde zur anderen krebsfrei» (B 3) gemacht werden könne – den Operationsverzicht gutzuheißen vermögen eingedenk auch der Gefährdung, welcher bereits die diagnostische Probeexcision den wirklich Krebskranken ausliefert. Und stünde nicht zudem auch sein Ruf als Diagnostiker mit auf dem Spiel, falls der Verlauf später *doch* Krebs ausweisen würde? Dann wird «die Furcht vor dem diagnostischen Fehler zur Ursache der Krebsoperation» (D 11).

So ist es also verständlich, daß die histologische Krebsdiagnose eher falsch-positiv ausfällt, als daß sie bereits bei histologisch geringem Verdacht falsch-negativ lauten würde, daß also «Krebs» häufiger diagnostiziert wird (L 4), als der unbehandelte Krankheitsverlauf gerechtfertigt haben würde. Da solche Fälle aber praktisch stets operiert oder bestrahlt werden, *können* die falsch-positiven «histologisch gesicherten Krebs»-Diagnosen nie als falsch erkannt werden, denn sie gelten für den Rest ihres Lebens als Glanzfälle von Krebsheilung durch Stahl und Strahl.

Der Betroffene, steht sein Gesundheitsgleichgewicht schon fast «auf der Kippe», mag also der starken Suggestion vertrauen – oder mag es in seiner tiefsten Seele nicht! –, daß nunmehr «alles Böse radikal» entfernt sei: Sein Organismus und dessen nicht mehr so *ganz* gesunde und normale Funktionen müssen «vorsorglich» diejenigen Belastungen verkraften, die mit Zerstörungsmaßnahmen unausweichlich verbunden sind. Wird er mit diesen zusätzlichen Anforderungen nun *besser* fertig als ohne Probeexcision, Operation und Bestrahlung? Und wird er mit ihnen auch dann noch fertig, wenn er sich als Teilinvalide sieht, als «abgestempelt», ja als «pensioniert vom Leben» (vgl. Pensionierungstod J 2) so, wie er es sich nun einmal vorstellt? Das Mikroskop, das nicht so ganz recht und vielleicht nicht völlig unrecht hatte, stellt es nicht die Weichen der nachfolgenden Abläufe *so,* daß danach – ja dadurch? – erst verwirklicht wird, was vorher nur eine Bedrohung war? «Wenn wir ehrlich sein wollen, müssen wir oft sogar bedauern, daß wir so genau untersucht haben» (S 18).

Dieses besonders ist bei Krebsgefahr die Hauptgruppe, um die es dem ärztlichen Anliegen geht. Denn die besseren Risiken, die Gesunderen, die weniger Gefährdeten, können so eingreifender, so fragwürdiger und bezüglich ihres Krebs*heil*vermögens so unfundierter Behandlungsmaßnahmen getrost entraten. Den schlechteren aber, den wirklich Unheilbaren, vermag die zusätzliche Belastung durch Operation, Bestrahlung und Chemiegifte (sogenannte Cytostatica) erwiesenermaßen *auch* nicht die AUSheilung zu bringen. Gerade jener Gruppe gegenüber, auf die es therapeutisch besonders ankommt, erweist sich als Mangel, daß eben der Erfolgsstatistik die Grundlage fehlt, die Eichkurve, die Gegenüberstellung mit Unbehandelten oder mit anderweitig Behandelten. Denn mit der einmal histologisch gesicherten Krebsdiagnose verfällt auch der früh erfaßte Krebskandidat der Operation oder der Bestrahlung, so daß endlich niemand mehr weiß, wie eigentlich der unbestrahlte Krebs, das nicht operierte Carcinom verläuft.

Daß auch die Röntgendiagnostik und diejenige mit strahlenden Substanzen nicht selten negative Folgen heraufbeschwören, findet bereits in einer Fülle von Berichten seinen Niederschlag. «Die gefährlichste Diagnostik ist natürlich die des Beckens einer schwangeren Frau (S 13). In den ersten zehn Tagen nach der Konzeption kommt es zum Absterben der Frucht.» Findet die Straßleneinwirkung etwas später statt, kann es zu Fehlentwicklungen kommen wie Wachstumshemmungen, Mikrophthalmie, geistigen Defekten. «Die genetische Einwirkung durch Bestrahlung der Eltern wirkt sich zunächst in einer Änderung des Geschlechtsverhältnisses zuungunsten der Knabengeburten aus.»

Bezüglich der Verwendung strahlenaktiver Substanzen zu diagnostischen Zwecken erinnert zum Beispiel MANSTEIN an die «Thorotrast»- und «Peteosthor»-Katastrophe. DAHLGREN berichtet wie viele andere über Thorotrasttumoren. Das Präparat wurde seit 1928 als Röntgenkontrastmittel benutzt, eine kolloidale Lösung von Thoriumdioxid für Gefäße im Gehirn, für Harnwege, Eileiter, Luftwege, Kieferhöhlen usw. Zwanzig Kubikzentimeter entsprechen etwa einem Mikrogramm Radium. Es wird nicht vom Körper ausgeschieden, sondern im reticuloendothelialen System abgelagert und gespeichert. Gut- und bösartige Tumoren entwickelten sich in Leber, Niere, Milz nach durchschnittlich 18 Jahren. STUCKE berichtet über solche Thorotrastosen von Milz und Leber.

Ein Beispiel ist stellvertretend für viele diagnostische Schädigungen. Sie werden dann selbstredend dem «bösartigen Grundleiden» angelastet.

Nach TOOLAN kann eine normalerweise lange Phase der Krebsbildung durch Bestrahlung verkürzt werden; bis dahin gutartige Geschwülste würden häufig durch Radium- oder Röntgenstrahlen «böse». Radioaktive Isotope werden therapeutisch und diagnostisch verwandt – man denke nur an die Schilddrüse –, wogegen sich viele warnende Stimmen erheben: «Aus Experiment und bedauernswerter klinischer Erfahrung wissen wir (O 4) von der Bedeutung einer erhöhten Strahlenbelastung bei der Auslösung von Leukämien und Knochensarkomen.» «Ich möchte erneut dringend vor der Verwendung radioaktiver Stoffe in der Diagnostik warnen (B 5). Es gibt bei Strahlen keine Dosis minima, die nicht potentiell... krebsauslösend wäre.» Aber auch gutartige Folgekrankheiten sind eben iatrogen, wenn sie auf ärztlich angewandte Strahleneinwirkungen zurückgehen. So beträgt z. B. das Myxödemrisiko auf Radiojodbehandlung 7%–26% (E 2).

Es bedarf keiner Ausführung, daß mit solchen Überlegungen der – diagnostische! – Wert von Röntgenuntersuchungen nicht geschmälert werden kann, *wenn* diese Diagnostik im Endeffekt mehr nutzt als schadet. Ist aber bei «therapeutischer Anwendung eine dauernde Gewebeschädigung, besonders in der Krebsbehandlung, nicht immer vermeidbar» (M 8) und muß diese «im Einklang zur Schwere der Erkrankung stehen», dann darf wohl doch nicht so verfahren werden, als ob es bei der Schwere des Krebsleidens darauf nicht *besonders* ankäme. Denn nicht die An- oder Abwesenheit einiger Millionen Zellen entscheidet über den Gesamtverlauf, sondern die sogenannte Abwehrkraft des Kranken und was sein Behandler dazu beiträgt.

Die kollektive Schizophrenie von «Wirtschaftswachstum, Fortschrittsglaube, Energiegewinn» steht den Unfaßlichkeiten zwecks Atomwaffenausstattung in nichts nach. Wer aber schießt den Vogel ab, nicht abermals die Mediziner? Über die Strahlenbelastung auf deutschem Boden veranlaßte die Bundesregierung Erhebungen, die z.B. im Frühjahr 1977 als Radiokurzmeldung zu hören waren: Zunahme der Strahlenbelastung auf der ganzen Linie, am weitaus stärksten aber im medizinischen Bereich: fünfzigfach. Und das Echo? In der Presse nichts. In den medizinischen Fachblättern nichts. Auf schriftliche Anfragen: Nein, nichts bekannt. Die Pointe verbleibt dem Bundesgesundheitsministerium: Auf Anfragen keine Zuständigkeit.

# 15. Ionisierende Strahlen belasten zusätzlich

Strahlenschäden müssen gar nicht als bestimmte Erkrankungen zur Beobachtung kommen, sondern können sich einfach durch verminderte Lebensdauer bemerkbar machen.

WITTE

O. WARBURG umreißt die Zwiegesichtigkeit aller Strahlentherapie kurz etwa so: Die in dieser Hinsicht meist etwas empfindlicheren Krebszellen mögen durch ionisierende Bestrahlung zwar gehemmt oder vernichtet werden. Die unausweichlich *mit*-bestrahlten relativ normalen Nachbarzellen aber werden gerade durch den Bestrahlungseffekt auf die Bahn der krebsigen Entartung erst *durch* den Arzt gedrängt. Strahlentherapeutische Tumorbeseitigung «wird erkauft mit Schädigungen an der Tumorumgebung, die entsprechend der Lokalisation meistens zu tödlich verlaufenden Komplikationen führen» (O 2).

LERICHE findet: «Das Studium der Röntgentherapie des Krebses zeigt, daß die Strahlen nicht nur den Krebs *nicht* heilen, sondern daß sie ihn meistens verschlimmern, daß sie unmittelbare oder mittelbare Komplikationen von außerordentlicher Schwere hervorrufen... Wie kann man unter diesen Umständen erwägen, die Situation der Krebskranken zu verbessern, deren biologische Entordnungen in der Mehrzahl genau diejenigen sind, welche durch fortgesetzte oder durch Tiefenbestrahlung hervorgerufen werden? ... Wie kann man das Risiko von Veränderungen in Blut und Säften, Gewebsveränderungen der Milz, des Knochenmarks und innersekretorischer Drüsen infolge wiederholter Bestrahlungen in Übereinstimmung bringen mit der Erfordernis, die funktionelle Integrität dieser Organe zu erhalten, deren gerade krebs*hemmende* Eigentümlichkeiten experimentell belegt sind? ... In einer sehr großen Anzahl von Fällen erzwingt die Bestrahlung eine Tumorverkleinerung oder das klinische Verschwinden von Drüsenschwellungen und gewisser Metastasen. Doch die daraus resultierenden allgemeinen Belastungen sind manchmal von solchem Verschlimmerungsausmaß, daß die Kranken mit deconcertanter Rapidität hinweggerafft werden, und daß man den sehr distinkten Eindruck hat, daß die Röntgenstrahlen die Auflösung beschleunigt haben.» Auch Radium sei ein «blindes Zerstörungsmittel und seine Reichweite nicht genau zu definieren. Es provoziert sehr häufig schwere und schmerzhafte örtliche Schäden ... Der Prozentsatz Verschlechterung und Mißerfolg ist derart höher als der an Heilungen», daß man die Radiumbestrahlung nicht anders einschätzen könne.

Der Operateur des Brustkrebses findet, daß Röntgenvorbestrahlung der Brust «bei zwei Dritteln der Patientinnen eine mehr oder weniger starke Strahlenschädigung setzt» (W 4). «Jene Kranken, bei denen man auf sämtliche Bestrahlung verzichtet hatte, blieben am längsten am Leben» (F 2). ZDANSKY schildert neben den Strahlenschädigungen der Haut die der Abwehrkraft: «Zu den strahlenempfindlichsten Organen zählen das lymphatische System und blutbildende Gewebe.» Auch das Zentralnervensystem sei «lange nicht so strahlenverträglich, wie man früher annahm». Bei der Strahlentherapie «bewegt man sich hart an der Grenze des eben noch Erträglichen», wobei es «eben unberechenbare Reaktionen gibt».

Für die Möglichkeit von Spätschäden nach langer Entwicklungszeit «sprechen die Erfahrungen im Uranbergbau, an Leuchtziffermalerinnen, nach Radiumkuren, Thorotrastinjektionen und nach den japanischen Atombomben». Es gibt keinen «Schwellenwert, ... keine untere Grenze, unterhalb deren es zu *keiner* Reaktion käme». Schäden nach Strahlentherapie «sind aber auch heute nicht ganz zu vermeiden und müssen im Hinblick auf die Schwere des Grundleidens gelegentlich in Kauf genommen werden». So der Strahlentherapeut. *Ärztliche* Folgerichtigkeit würde vielleicht umgekehrt sagen: ... und müssen daher, angesichts der ohnehin schon großen Last des Krebskranken, sorgfältig vermieden werden. AUGUSTIN fand in dreizehn von fünfundzwanzig Sektionsfällen den Tod nicht durch Krebs, sondern durch Bestrahlungsschäden verursacht. KUHL: «Strahlenbehandlung ist eine Beihilfe zum Tode..., da mit dem Einschmelzen des Tumors oft auch der Kranke einschmilzt.»

«Als Folge einer Zerstörung der Keimzentren (der Lymphknoten) versiegt die Ausschüttung neuer Lymphzellen in die Blutbahn. Die daraus resultierende Abnahme der Lymphzellen im strömenden Blut gilt im allgemeinen als frühestes Symptom einer Strahlenschädigung des menschlichen Körpers. Die Zerstörung der Keimzentren macht sich, auch ohne daß wir ins Mikroskop sehen, am gesamten lymphatischen Apparat bemerkbar. Milz, Thymus und Lymphknoten schrumpfen und erleiden dabei einen Gewichtsverlust, der fünfzig Prozent und mehr des normalen Organgewichts betragen kann» (M 4). Ja kann man die Abwehrkraft wohl auch nachhaltiger beeinträchtigen als so?

Der Strahlenmediziner hat eben «nur schädigende und nie unmittelbar fördernde Wirkungen der ionisierenden Strahlen am Lebendigen feststellen können, vor allen Dingen dann, wenn es sich um Dosierungen handelt, die oberhalb der natürlichen Grundstrahlung liegen». Dabei müssen Strahlenschäden gar nicht als bestimmte Erkrankungen zur Beobachtung kommen, sondern können sich einfach durch verminderte Lebensdauer bemerkbar machen (WITTE).

Als besonders wichtig in diesem Zusammenhang erwies sich das in der Zelle enthaltene Wasser. «Nicht nur macht es 75% der Zellsubstanz aus und absorbiert deshalb den größten Teil der einfallenden Strahlung, sondern die unter Strahleneinwirkung aus Wasser entstehenden Peroxyde und freien Radikale sind chemisch besonders aktiv, das heißt giftig. Sie sind imstande, auf dem Diffusionswege über relativ große Distanzen das eigentliche Zielmolekül zu erreichen und zu schädigen. Auf diese Weise wird das Ausmaß des primären Strahlenschadens durch eine sekundäre chemische Phase stark erweitert» (A 5). Behandelt man aber einen Krebskranken mit einem «Lymphozyten-schädigenden Mittel, so beobachtet man immer wieder ein beschleunigtes Tumorwachstum und eine vermehrte Metastasierung» (K 10, M 9).

HILLEMANNS verglich die Becken-Lymphknoten beim weiblichen Unterleibskrebs vor und nach Bestrahlung: «Durch die Carcinombestrahlung wurden die Funktionen des lymphatischen Gewebes weitgehend und zum Teil irreversibel geschädigt. Angriffspunkt der Bestrahlung ist im besonderen der Rindenfollikel des Lymphknotens mit dem Reaktionszentrum, weiterhin das lymphoblastische Zellnetz in seiner Gesamtheit sowie in wechselndem Umfang das Kapillar- und Sinusendothel ... Eine Röntgenstrahlenwirkung auf die Metastasen in den Lymphknoten ist (zwar) nachweisbar; sie führt jedoch in einem hohen Prozentsatz nur zur vorübergehenden Wachstumshemmung.»

RIES bestätigt: «Vor allem reagieren die Gefässe» und (F 18) das blutbildende Gewebe, die Gefäßinnenhaut, die Lymphknoten und die Milz. Nach Experimenten von KONDRATYEVA u. v. a. leiden besonders die weißen Blutkörperchen unter Röntgenbestrahlung; der Anteil geschädigter Granulocyten komme im Durchschnitt auf 30%, der hier betroffenen Lymphocyten auf 45%; gerade von der Qualität der Lymphzellbildung hänge aber das Angehen z. B. von Tumor-Implantationen ab (P 5). Auch beim Krebskranken finden sich Anhaltspunkte dafür, daß Bluteiweiß und weiße Blutkörperchen hemmend auf die Krebszellen wirken (H 26). Menschliche Leukämie im Gefolge von Röntgeneinwirkungen ist belegt durch PELLER, BROWN, STEWART, SIMPSON u. a.

HARBERS beschäftigt sich u. a. mit der Frage, warum Bestrahlungsfolgen oft erst so *spät* in Erscheinung treten. Er sieht die Hauptwirkung ionisierender Strahlen in groben Eingriffen gegenüber dem Aufbau spezieller Eiweißbausteine, der Desoxyribonucleinsäuremoleküle. Besonders auch bei *kleineren* Strahlendosen komme es zu Störungen in der Enzymsynthese und zu meist irreversiblen Umprägungen des Eiweißaufbaus, im Gefolge also zu Krebsmutationen. Er betont die hohe Strahlenempfindlichkeit wachsender Zellen sowie von Milz, Thymus und Knochenmark. Auf der Suche nach chemischen Strahlenschutzmitteln ergäbe sich: «Eine bereits stattgefundene, durch Strahlen bedingte Veränderung oder gar Zerstörung am Matrizensystem der genetischen Information vermag kein Strahlenschutzmittel mehr zu reparieren» (H 10). Den Mobilisierungsmaßnahmen zu Abbau und Ausscheidung von einmal verabfolgten Radioisotopen blieben entscheidende quantitative Erfolge versagt (K 18).

Die Atomenergiekonferenz 1958 (A 9) stellt fest: «Sowohl die chemischen Veränderungen als auch eine Störung der Synthese von Gluco-, Lipo- und Nucleo-Proteiden makromolekularer Strukturen des Zellkernes und des Cytoplasmas (z. B. Mitochondrien) sind die am frühesten faßbaren und weitgehend konstant nachweisbaren Veränderungen im Biochemismus der Strahlenkrankheit.» Und zwar hat

(S 13) «grundsätzlich auch die *kleinste* Strahlenexposition eine biologisch negative Wirkung.»

KIRSCHBAUM präsentiert viele Unterlagen dafür, daß «ionisierende Bestrahlung ein krebsauslösendes Moment für den Menschen darstellt», wobei oft *einmalige* Bestrahlung genüge. VIETEN stellt die Nachteile der Röntgenbestrahlung heraus, doch nur, um vergleichsweise gewisse Vorteile ultraharter Strahlen hervorzukehren. WILSON/ ASPER berichten: Wenn in früher Kindheit wegen Thymusvergrößerung, Akne, Hämangiom oder anderer Erkrankungen die Halsregion einer Röntgentherapie unterworfen wurde, dann kam es gehäuft zu Schilddrüsenkrebs, nach ihren Unterlagen in 20% bis 40% der Fälle.

Röntgen- und Radiumbestrahlung von Bauchgeschwülsten schädigen nicht nur die Blasen- und Darmwand, sondern auch die Darmflora (B 8), so daß man sich stets darum bemühen muß, die Bestrahlungszeit der «Bedauernswerten zu überbrücken» (G 7). Die Früh- und Spätfolgen an den Harnwegen fanden besondere Widmung beim Salzburger Krebskongreß 1961 (z. B. C 3). Als Indikator für die dabei außerdem auftretenden Schäden in der Scheide empfiehlt CRAMER die mikroskopische Kontrolle von Abstrichen der Scheidenschleimhaut: Zellschäden als Zählwerk für «Heil»-maßnahmen ...

Wie bedeutsam die Nebenwirkungen auf das Ernährungssystem des Kranken sind, verdeutlicht NEUMEISTER mit über vierzig weiteren Literaturstellen. HOLTHUSEN: «Bei den Carcinomen des Verdauungstraktes kommen wir zu einem Kapitel, das besonders reich an Enttäuschungen ist.» GLAUNER: «Ich habe bei Röntgenbestrahlung von Gallenblasen- und Pankreascarcinomen noch nie eine Besserung gesehen, geschweige denn einen länger dauernden Erfolg. Wie beim Magenkrebs verschlechtert sich auch bei nur mittleren Dosen der Allgemeinzustand erheblich, die Kachexie tritt schneller ein (der Verfall), und man kann fast von einer Beschleunigung des unvermeidlichen Endes sprechen.»

Vorab und ganz allgemein beobachtet man den sogenannten Strahlenkater, die Strahlenreaktionen, die KLEIBEL in der Regel für vorübergehend hält: Übelkeit, Brechreiz, Erbrechen, Appetitlosigkeit, Neigung zu Blutdruckabfall «und bei höherer Dosierung Leukopenie und Thrombopenie», Blutkörperchenschäden.

Da die Strahlenbehandlung «sozusagen absichtlich pathologische Mitosenabläufe herbeiführt» (A 8), wie sie für Krebs kennzeichnend sind, kann die Fülle der Mitteilungen über strahlenverursachte Geschwulstbildungen nicht überraschen. GOECKE fand eine Entstehungszeit der krebsigen Entartung von sieben bis siebzehn Jahren nach Bestrahlung sogenannter gutartiger Geschwulstkrankheiten. Bei seinen Gebärmutterkrebs-Kranken fand er diese Vorgeschichte in 11% der Fälle, bei seinen Uterus-Sarkom-Fällen in 33%.

RIES bestätigt: «Radiumbestrahlung von gutartigen gynaecologischen Erkrankungen sind im Hinblick auf die spätere Entstehung von Carcinomen oder Sarkomen der Gebärmutterschleimhaut nicht als ganz harmlos anzusehen, wenn die Entstehungszeit auch Jahrzehnte beträgt.» FUCHS nennt achtzehn Jahre Entwicklungsdauer für bösartige Neubildungen nach Röntgenbestrahlung. Es kommt vorwiegend zu Knochensarkom, Muskelsarkom, Hautkrebs, und zwar nach ganz normaler Strahlendosierung: manchmal auch zu Leukämie. GOTHE sagt rund und bündig: «Strahlen stimulieren das Tumorwachstum.»

Der Lupus vulgaris wird als Hautkrankheit nicht oft krebsig, er «tut es aber gerade dann, wenn Röntgenstrahlen als zusätzlicher cancerogener Reiz hinzukommen» (G 15). SCHLEGEL: «Wir kommen zur Hautklinik. Welch grauenhaftes Bild erwartet uns dort. Wenig Ärzte werden eine solche Häufung der entsetzlichen Bilder gesehen haben: Lauter Kranke, denen vor 20, 30 Jahren nach dem neuesten Stand der medizinischen Forschung wegen Lupus stärkste Röntgenbestrahlung verabreicht worden war, und die nun die schwersten krebsigen Zerstörungen, meist im Gesicht und am Hals, tragen.» Ebenso bestätigt GEISSENDOERFER: «Röntgen-Radium-Therapie bei Lupus vulgaris hat sich geradezu als experimentelle Carcinogenese herausgestellt.»

Fibrome zeigten in etwa 3% maligne Entartung, nach Röntgeneinwirkung jedoch in 10%. BAUER (B 6) sah «kurz hintereinander drei tiefgelegene Röntgencarcinome, wobei niemand an den Zusammenhang mit früherer Röntgenbestrahlung dachte, obgleich die darüber gelegene Haut charakteristische Veränderungen aufwies». GEISSENDOERFER berichtet über fünfzehn Fälle von Röntgenkrebs, wobei trotz gleicher Auslösung im gleichen Körperbereich multiple, histologisch unterschiedliche Tumoren auftraten.

«Bei Radiumvergiftungen zeigte sich (M 18), daß bereits Ablagerungen im menschlichen Körper von einigen zehntausendstel Milligramm Radium nach Latenzzeiten von zwanzig bis dreißig Jahren zur Bildung von Knochensarkomen führten.» Bei der hochdosierten Strahlentherapie lassen sich (O 1) Knochenschäden nicht immer vermeiden, z.B. Osteoradionekrosen des Unterkiefers und der Hüftgelenke sowie strahlenbedingte Schenkelhalsbrüche. Auch bei kleinsten Strahlendosen (M 5), die unterhalb ihrer praktischen Anwendbarkeit liegen, kann der Keimzellbestand der Eierstöcke geschädigt werden.

Über die Therapie des Bronchuscarcinoms schreibt LAUDA: «Das Röntgenverfahren wird bei inoperablen Fällen wohl oft deshalb in Betracht gezogen werden müssen, weil man einerseits hofft, dem Kranken... doch Erleichterung zu verschaffen, und weil andererseits eine Verschlechterung durch die Bestrahlung den Kranken nur von seinem qualvollen Leiden früher befreit und schließlich weil ... psychische Gründe für diese Therapie maßgebend werden.» VOSSSCHULTE: «Ich schicke solche Lungenkrebse auch nicht zum Radiologen.»

«Die operative Therapie des Bronchialcarcinoms hat in den vergangenen drei Jahrzehnten zu keiner entscheidenden Verbesserung der Überlebenszeit geführt» (A 7). DURRANT sagt: Bestrahlung und Chemie wirken eben so, daß man sich oft fragt, ob es nicht besser sei, sie überhaupt nicht anzuwenden. Er berichtet von 249 Patienten mit wirklichem, fortgeschrittenem, daher nicht operablem Lungenkrebs (Bronchuscarcinom) in *vier* behandlerischen Gruppen: Bestrahlung, Chemikalien, beides zugleich, viertens *Hustenmittel*. Unterschied: keiner. Überlebenszeit 8,3 bis 8,8 Monate.

Mithin auch zum Jahrtausendende nichts Neues gegenüber alter Weisheit. Oder wie REINWEIN sagt: «Es braucht also die Prognose des *un*-behandelten Plattenepithelcarcinoms (der Lunge) nicht schlechter zu sein als mit Behandlung» (durch Operation oder Bestrahlung), wofern ihm unschädliche Arzneibehandlung und angemessene Lebensführung und Diätetik zu Hilfe kommen.

# 16. Behandlung von Mensch oder Zelle?

> Unser Leben kann sicherlich durch die Ärzte um keinen
> Tag verlängert werden. Wir leben, solange es Gott be-
> stimmt hat. Aber es ist ein großer Unterschied, ob wir
> jämmerlich wie arme Hunde leben oder wohl und frisch.
> Und darauf vermag ein kluger Arzt viel.
>
> GOETHE

Die vehemente Appellation für frühzeitige Wachsamkeit und Vorsorge gegenüber Krebsverdacht wird einmal zu den förderlichen Er-
rungenschaften dieser Zeit gehören können. Die automatische Kop-
pelung dieser Vorsorge an Zerstörungsmaßnahmen ist jedoch frag-
würdig. Die gängige Beweisführung für die Wohlangemessenheit dieses Vorgehens wird *ex juvantibus* geführt und ist deswegen fragwür-
dig,

(a) weil sie sich auf nichts anderes berufen kann als auf Fünf-Jahres-
Überlebensraten,

(b) weil diese sogenannten Heilziffern der temporalen Relation
(L 8, 18) unterliegen und damit ganz oder doch weitgehend die «Güte»
der Diagnostik spiegeln (wenn man unter der besseren Diagnose die
relativ frühere verstehen will), wovon die «Güte» der Therapie teilweise oder ganz überdeckt wird (wenn man unter der besseren Therapie diejenige mit höheren Fünf-Jahres-Raten verstehen will),

(c) weil diese Heilziffern nichts besagen können, solange ihnen
weder eine Eichkurve (Vergleich gegen unbehandelt) noch die Ergebnisse eines Konkurrenzverfahrens gegenüberstehen,

(d) weil der hilfsweise gebotene Vergleich der Heilziffern, etwa
des Stadiums I aus der Therapie des Jahres 1957 gegenüber den Heilziffern der gleichen Therapie des nur nominell gleichen Stadiums z. B.
aus dem Jahre 1947, nicht stichhaltig ist auf Grund der inzwischen ein-
getretenen Stadienausweitung nach vorn, wie das oben geschildert
wurde. Eine Vergleichbarkeit zweier Populationen im Stadium I existiert nur auf dem Papier. Die Meßgenauigkeit (welches Stadium vor-
liege) ist so gering, so subjektiv und so weitgehend Ermessensfrage,
daß z. B. zehn der erfahrensten Gynäkologen über ein und denselben
Krankheitsherd *zehn* unterschiedliche Befunde äußern,

(e) weil die «histologisch gesicherte Krebs»-Diagnose gerade in Frühstadien *nicht* besagt, daß der so Diagnostizierte *ohne* diese Intervention bereits in weniger als fünf Jahren zu Tode kommen würde, ja weil darüber hinaus diese Art Diagnostik je früher, desto unverläßlicher wird im Hinblick auf die Frage, ob Krebs *überhaupt* vorliegt.

Das alles schließt freilich nicht aus, daß die operative Behandlungsweise vielleicht doch wenigstens in geringerem als dem vorgegebenen Umfang gelegentlich einmal nützlich sein *könnte;* es beinhaltet nur nicht den Nachweis, daß dem tatsächlich so ist, wie behauptet wird. Faßt man deswegen ersatzweise *den* Nutzen von Stahl und Strahl ins Auge, den diese Methoden bei den mit *größerer* Verlässlichkeit als Krebs deklarierten Fällen erzielen, so ist er so enttäuschend gering, wie die Erfolgsstatistik der fortgeschrittenen Stadien zeigt. Er ist darüber hinaus aber mit den nachteiligen Begleit- und Folgeerscheinungen dieser Verfahren in so hohem Ausmaß belastet, wie noch selten ins Auge gefaßt wird. Überträgt man auch nur einen Teil dieser dem Verfahren nun einmal anhaftenden Schäden auf die Krankheitsverläufe bei Frühoperation, so wird jener vorerst hypothetische Gewinn im entsprechenden Umfang wieder paralysiert.

Sachgemäße Wahrnehmung der so komplexen Krebsphänomene und ihre stets ungefällig wirkende Beschreibung in dürren Worten wird meist «schwer verständlich» bleiben für denjenigen, der nicht von einer so vielfältig verflochtenen Alltagsrealität umgeben ist und seine unvoreingenommene Aufmerksamkeit ihr erschließt. Wenngleich bedauert, ist es doch eine Tatsache, daß das *Abbild* einer komplizierten Wirklichkeit um so komplizierter wird, je näher es ihr kommt.

Künftige therapeutische Forschung erwartet wenig von Vivisektion am Tier und Probelaparatomie oder Probeexcision am Kranken. Sie baut mehr auf den repräsentativen Einzelverlauf als auf «bereinigte» oder wie auch immer manipulierte Kollektivziffern. *Therapeutische,* zu deutsch heilende, dienende Wirklichkeitsgesinnung des individuellen Arztes der vordersten Linie weiß sich der Ehrfurcht verpflichtet vor Natur und Kosmos und Individualschicksal, der Mitsinnigkeit mit dem Leidenden und dem *Nil nocere* (zuoberst nicht schaden!)

Tierversuche, millionenfältig immer wieder praktiziert und millionenschwer subventioniert, haben für Erkennung, Behandlung und

Vorbeugung der menschlichen Krebskrankheit weniger eingebracht als für die Dotierung derartiger Forschungsinstitute und ihrer Leiter. Wer den Wesensunterschied zwischen Mensch und Tier ins Bewußtsein zu fassen unternimmt (H 12, 13, K 4, P 10), wird aus *Tier*versuchen für die Bewältigung der echten Krebskrankheit des *Menschen* wenig mehr erwarten als beispielsweise für juristische Forschung. Nur in narkotisiertem Zustand besteht eine gewisse Vergleichbarkeit des einen Menschen mit dem anderen und mit dem narkotisierten Versuchstier. Es ist daher unsinnig, die Krebskranken wie dauernarkotisierte Anhängsel ihrer Geschwulst zu «erforschen». Dazu werden sie oft erst unter der Einwirkung chemischer Präparate (K 21). Wie soll man auch *den* Schmerzen noch wehren können, welche mit gesteigerter Metastasierung einhergehen. Diese Aussaat schnellt ja nach mechanisch und chemisch gewaltsamer Intervention bis zum Dreifachen hinauf (R 8).

Erweiterte Heilkunst aufgrund umfassenderer Menschenkunde veranschlagt ihr Wirkensfeld hinsichtlich des *ganzen* Menschen nach Leib, Funktion, Seele und geistiger Individualität; nach Geburt, Erkrankungsentstehung und Lebensende, nach mitgebrachtem und hinzukomponiertem Schicksal. Die mitgelittene, getreu und sachgemäß überlieferte Leiderfahrung des *einen* Kranken *so* und des anderen ganz *anders* gelebten Schicksals ist es, was des individuellen Behandlers Herz und Hand als Lebensfrucht der Gewesenen den Kommenden vermittelt, auf daß sie daraus lernen. Geschwulstarchitektonik und kollektive Verhaltensmatrizen helfen wenig für ärztliche Lebensarbeit, die Arbeit an der Gestaltung menschlichen Lebens. Schicksalsgestaltung wird *geistigen* Operationen bei Wachbewußtsein verdankt, illusionsfrei und ohne Anästhesie. Was sich «billiger» gebärdet, bringt oft Schicksalsbesiegelung.

Diese Arbeit ist unvertretbar dem handelnden Arzt in der vordersten Linie anvertraut, weil und wo und solange der Kranke sich in Freiheit ihm anvertrauen kann. Versinkt gerade das Individuelle des Krebskandidaten, das seine noch unerkannten Frühsymptome darlebt – ungehobene Schätze künftiger Krebsforschung – im Kollektivgrau der Anstaltsroutine; verlagert sich die Forschung ins Labor; entfällt der mit nichts zu vergleichende Spürsinn des handelnden Arztes in der vordersten Linie – der sich im frühesten Kontakt mit dem Gestern-noch-Gesunden Ideen und Anhaltspunkte erst *einfallen* läßt, um jene Schätze zu heben –; verengt sich die *Früh*diagnose auf jenen einzigen abgelebten Blick durch die schwarze Röhre; dann stagniert der Prozeß der Bewußtseinsentfaltung für *diese* Probleme auf Kosten der Krebskranken, um die es ursprünglich geht.

Wird der Arzt zum Platzkartenverteiler für Hospitalbetten deklassiert, weil ihm bei Krebs auch nur ein Bruchteil jener Quote stirbt, welche der Stahl- und Strahlbehandlung anhängt, dann ist es vorbei mit dem Forschungsbeitrag jener, deren Spürvermögen die ersten Weichenstellungen erarbeiten *könnte* für spätere böse Art. Dann wird *jenes* Kapital eines Volkes, welches Kopf und Herz Zehntausender Ärzte repräsentiert, von der Erarbeitung gerade einer Krebs*vorbeugung* ausgeschaltet.

Wenn «der Arzt schlechterdings *alles* tun muß, was er überhaupt nur tun kann, um die Patienten operationsbereit zu machen» (T 3), dann bleibt für den Therapeuten menschlicher Schicksalsgestaltung wenig mehr als – Meerschweinchenzüchtergesinnung. Wie wagt er dem Kranken unter die Augen zu treten, wenn er ihm

(a) nur eine Fünf-Jahres-Überlebenschance offerieren kann, die nichts über Dauer und *Qualität* des *Gesamt*verlaufes zu sagen vermag,

(b) nicht *vergleichsweise* die Fünf-Jahres-Chance bei konservativer oder bei Nichtbehandlung dazu sagen kann. Wenn er statt dessen den unvertretbaren Eindruck beim Laien erweckt, als stünden die Chancen operiert gegen nicht operiert wie 20% zu Null oder 40%, ja 90% zu Null, während doch gerade Unbehandelte zu 100% ihre fünf Jahre überleben, wenn sie nur fünfeinhalb Jahre vor dem natürlichen Lebensende diagnostiziert werden – falls ihnen auch die diagnostische Prozedur nicht schadet,

(c) wenn die «Komplikationsdichte», lies primäre Operationssterblichkeit, auch nur 1% beträgt, bei konservativer Behandlung dagegen Null.

Ob es *die* allgemeingültige, für jeden Patienten, jeden Arzt in jedem Fall verbindliche Krebsbehandlung einst geben wird, steht dahin. Die in keiner Hinsicht jemals vorhersehbare Vielgestaltigkeit der bösartigen Geschwulsterkrankungen des Menschen und ihrer Verläufe spricht nicht dafür. Es seien als grobes Modell nur einmal zwei Verlaufstypen angenommen, Form A und Form B; dafür zwei therapeutische Wege, Methode C und Methode D. Die Methode C vermöge bei Form A 50% Heilung, die Methode D bei Form B 50% Heilung. Werden nun alle A-Fälle *und* alle B-Fälle mit der Methode C behandelt, so sind eben nur 25% Heilung erzielbar; ebenso wenn gleicherweise uniform nach der Methode D behandelt wird.

Was sucht doch die Individualität eines Menschen durch ihre VerKÖRPERung im Erden-Da-Sein? Sie erarbeitet Höherentwicklung am Hineinwachsen in freie, bewußte und folgentragende Selbstverwirklichung. Als Glied fortgehender Menschheitsevolution macht sich der Einzelne die ErFAHRungen seiner Mitmenschen zunutze und leistet selber Beispiele zum Nutzen anderer. Die Ausheilung seiner Erkrankung mag länger währen als die VorSEHung seines Daseins. Dennoch kann er gerade auch als Krankender – als Heilender! – die fruchtbarsten Daseins-*ein*-sichten beisteuern für andere *und* für sich selbst. Man muß ihn nur, möglichst «bis zum letzten Tage», seine Daseinsanliegen erarbeiten lassen.

Verfehlte er darüber tatsächlich die helfende Hand des wirklichen Arztes (der «durch der Natur Examen ging», PARACELSUS), so winkte ihm noch immer der «vielgestaltige Segen der orthodoxen Krebstherapie, auch wenn sie erklärtermaßen nur palliativ oder symptomatisch eingesetzt wird» (B 3); so verspricht jedenfalls der Mann am Messer.

Erst wo die Abwehrkraft versagt, ist der Verlauf des Leidens besiegelt. Sie hängt wie jedes Menschenwesen mit unzählbaren Fäden von physischen *und* von seelisch-geistigen (L 21) äußeren und inneren Einflüssen ab, seiner gesamten schicksalhaften Lebenssituation. Das demonstriert jeder einzelne Krebsverlauf demjenigen, der sein Wahrnehmungsvermögen dafür heranbildet. Entfaltet der Arzt diagnostischen Spürsinn (auch labormäßig objektivierbaren in verfeinerten und risikolosen Methoden) und diätetisch-arzneiliche Praktik *(Diaita* heißt Lebensführung, Arznei bedeutet Mittel zum Heil) für *diese, die ganz*hafte Sehweise des Kranken; anstatt immer nur wie hypnotisiert von dem geradezu mittelalterlichen Gespenst (L 23) der bösen Zelle zu träumen: dann nutzt er selbst dem Unheilbaren noch, dann hilft er dem Krankenden und bewahrt den Gefährdeten.

# 17. Ent-Täuschung statt Narkose

> Auch mit «mikroskopisch gesichertem Krebs» kann der
> Mensch lange am Leben bleiben, anscheinend Jahrzehnte.
> Er wird es um so eher, wenn er vor groben Traumen
> bewahrt bleibt und ganzhafte Hilfe erfährt.

Durch die Geschichte der Krebskrankheit (L16, W11) zieht sich als
roter Faden die diagnostische Problematik, welche so charakterisiert
werden kann: *Bei Krebs bleibt Heilung aus; erfolgt Genesung, lag kein
Krebs vor.* Damit ist die Unbestimmtheit des Krebsbegriffes umrissen
(L 36), aus der noch immer viele Fehden entbrennen. Mit dem Zu-
rücktreten der Humoralpathologie im neunzehnten Jahrhundert er-
fuhr der Stil gelehrter Medizin folgenreiche Wandlungen. An den
Platz der Bader traten staatsapprobierte Mediziner, an die Stelle des
Jahrmarktes der wissenschaftliche Kongreß.

Von der Starre der Cellularpathologie ausgehend, von der endgültigen Gewißheit des Seziersaales in die «letzten Geheimnisse» der
leiblichen Hülle eingeweiht, glaubte man sich mit dem Mikroskop
endlich einer untrüglichen Krebsdiagnose gewiß. Dem alten Traum
der Bader von der handwerklichen Krebsheilbarkeit winkte nun sogar
eine «histologisch gesicherte» Frühdiagnose. Ja, die von GOETHE vor-
ausgeahnte Wirrnis glaubte, menschliche Schicksalsbewältigung am
tierischen Modellversuch studieren zu können – *verfehlte leider nur das
geistige Band.*

Niemand weniger als der Kranke wird befürworten, daß es noch
mehrerer anderer Operationen bedürfe, wo die erste nicht half. Der
krebsverängstete Mensch hat den verständlichen Wunsch, als ganzes
Wesen mit dem Problem fertig zu werden und seinen Körper nicht
abschnittsweise den Experten der verschiedenen fachklinischen Labo-
ratorien zu überantworten. Denn auch manche Klinik bemerkt (J 3),
daß selbst vorsorgliche Organentfernung nicht vor anderweitiger
Krebsmanifestation bewahrt, «was nie jemand behauptet hat» (B 3).

Der einmal eingefahrene Glaube wird nur erst mählich von der
cellulären Krebsauffassung abrücken können (L 25), spielt doch mehr
als menschliche Trägheit eine Rolle. Gelangt man auch da und dort

zur Einsicht in die Verfehltheit dieser überholten Lehre, so gehört doch mehr menschliche Größe, als Hochschulstatuten fordern können, dazu, um Jahrzehnte vom Katheder verkündete Maximen zu verlassen. Der gesamte Lehr- und Praxisbetrieb, die Forschung und die Gebührenordnung, die Krankenhausinvestitionen mit Amortisation der technischen Installationen, die Publizistik und demzufolge die Erwartungen des Königs Kunde, des Patienten – alles ist so eingespielt, daß man nicht von heute auf morgen davon abgehen kann.

Warum sollte man auch? Die Appellation für frühe und immer noch frühere «mikroskopisch gesicherte Krebs»-Diagnostik – Communiqué aller Krebskongresse – bringt dem Operateur bei diesem Regime hohe und weiterhin steigende Prozentsätze an günstigen Risiken. Sie sind zudem für Operationskomplikationen weniger anfällig, so daß die prozentualen Sofortversager der Operationssterblichkeit dadurch sich automatisch reduzieren – womit die «Fortschritte» dieses Zweiges der Medizin scheinbar unaufhörlich fortschreiten, und zwar statistisch «gesichert».

Derartige Zusammenhänge sind begreiflicherweise dazu angetan, das unbefangene Urteilsvermögen auf seiten der Propagandisten dieser Therapie in Frage zu stellen. Denn mit den Krebskandidaten würde der Operateur weit über fünfzig Prozent seines Wirkungsfeldes aufgeben (B 5). Er urteilt in eigener Sache.

Gerade aber die mikroskopischen Kriterien haben durch die fortgehende Forschung so weitgehend an Gewicht verloren, daß sie für viele früherfaßte Krebskandidaten ihres Aussagewertes gradweise verlustig gingen. Und unglücklicherweise vermag niemand zu sagen, für wie viele der betroffenen Patienten sie noch Geltung haben, in welchem Ausmaß und in welchem einzelnen Fall. Denn welcher Grad von Bösartigkeit, ja ob Krebs überhaupt vorliegt, das ergibt allein die Beobachtung des individuellen Verlaufes. Auch mit modernsten Mitteln sieht sich der Arzt vor einer Jahrhunderte bekannten Fatalität: Allein der Behandlungseffekt entscheidet (CELSUS). Der Chirurg sagt: «Alles entscheidet die Zeit» (B 3).

Der Mensch, wie Pflanze und Tier aus Zellen gebaut, verwirklicht gerade als Mensch *höhere* und qualitativ *andersartige* Entwicklungsrichtungen als die *unter* ihm stehenden Reiche der umgebenden Natur.

Als «Selbstgestalter seines Schicksals» (H 12, 13) bleibt er der Zellen Dirigent – oder er sinkt zu deren Objekt herab. Böse Zellen fallen nicht wie «Krankheitserreger» über ihn her. Sondern unmerklich und allmählich entwickeln sie sich aus vordem normalen, indem sie einer anderen Gesetzlichkeit und Kraft anheimfallen als der für *dieses* Individuum gesunden. Sie lehnen sich scheinbar auf, indem sie ihrer eigenen, der Zellgesetzlichkeit, folgen, weil die *eigent*liche Lenkung durch das Individuum versagt. Schneidet man solche Zellen auch radikal heraus, so treten bei sonst gleichbleibenden Umständen *andere* an ihre Stelle. Die Dynamik bleibt die gleiche, bis eine am *Ganzen* des Menschen hilfreich eingreifende Therapie erfolgt. Gelingt diese noch, so werden selbst sogenannte böse Zellen oft in Schach gehalten. Gelingt jene *eigent*liche Behandlung des ganzen Menschen nicht mehr voll, so wird seine Situation durch operative Therapieschäden leicht verschlechtert.

Eine apostrophierende Sehweise versucht dieser Realität allmählich mit dem Begriff der Abwehrkraft gerecht zu werden. Abwehr gegen Krebszellen heißt umfassender gesehen *Prägekraft* (L 22) zunächst nach *menschlichem* Modell, im Gegensatz etwa zu den Verhältnissen bei Miß-bildung, Ent*art*ung, Tierwerdung. Sodann über das allgemein Menschliche hinaus individuelle Gestaltungskraft *nach dem Gesetz, wonach du angetreten* bis in die Blutzusammensetzung und bis in den Atmungs-stoffwechsel der Zelle.

Der Mensch funktioniert gesund so wie ein Züchter seiner individuell ausgerichteten Zellen in der Nährflüssigkeit seiner eigenen Lymphe (L 26). Unablässige Stoff- und Zellmauserung sorgt im gesunden Fließgleichgewicht dafür, daß überaltertes und vor allem daß unpassend gewordenes, entgleistes *Mater*ial in die umgebende Außen-welt abgesondert wird (L 27). Bei Krebs handelt es sich um ein Nach-lassen dieser individuellen Prägekraft und Distanzierung gegen-über der Stofflichkeit. Diese im menschlichen Leibesverband nur be-lebt mögliche Substanz gewinnt dann cellulär organisiert die Ober-hand. Sie entwickelt sich bösartig wuchernd in Zellenmanier als Per-severation des ewig Gleichen nach Maßgabe der erlahmenden indivi-duellen Prägekraft.

Die «histologisch gesicherte» Diagnose *solcher* Zellkonfigurationen bedeutet Krebs dann, wenn eine sogenannte Abwehrkraft nicht mehr entgegensteht, im Endstadium des Leidens. Die fundamentale Unzulänglichkeit *dieser* Art Diagnostik beruht darauf, daß sie über das Gesamt der noch vorhandenen und vor allem über die durch konservative Ganzheitsbehandlung, durch Evolutionstherapie (L 32), noch wieder *wachzurufende* Prägekraft nichts sagen *kann*. Das liegt in ihrem Wesen, in ihrem Konzept und methodischen Vorgehen begründet.

Diese Art Krebsdiagnostik wird zum Orakel in wissenschaftlicher Gewandung. Der Kranke *kann* diesem Schicksal unterliegen, und er wird es um so wahrscheinlicher, wenn er von zusätzlichen leiblich-funktionellen und seelisch-geistigen Belastungen getroffen wird (L 21). Er *kann* aber auch *mit* «histologisch gesichertem Krebs» viele Jahre und anscheinend Jahrzehnte am Leben bleiben. Er wird es um so eher, wenn er vor groben Traumen – seien sie auch gut gemeint und wissenschaftlich üblich – bewahrt bleibt *und* außerdem ganzhafte Hilfeleistung erfährt.

Für solche therapeutischen Wege – frei von primärer Behandlungssterblichkeit – finden sich gerade in Mitteleuropa zahlreiche Versuche und fruchtbare Ansätze (B 11, 12, 15, 19, E 3, G 3, 9, H 17, I 1, K 1, 14, 22, S 2, 3, 4, 5, 6, 8, 21, 26, W 11, 12, Z 1 u.v.a.). Um *diese* den Kranken nutzbar zu machen, soweit auch nur *etwas* an ihnen ist, sind diese Zeilen geschrieben. Vor allem aber, wenn Krebs das Unheilbare ist, wird es für die Volksgesundheit im ganzen auf Vorbeugung ankommen. Bleibt jedoch das medizinische Denken von der Zelle fasziniert, die immer erst ein Entartungs*produkt* ist, dann zielt es an den initialen Weichenstellungen vorbei und kommt notwendig zu spät. Das ist nicht nur Denkergebnis, sondern bereits Erfahrungsinhalt eines jeden, der die Wirklichkeit unvoreingenommen anschaut und beim Namen nennt.

Die Krise der selber kranken Medizin fordert eine säkulare Wende. Mit der Epoche der Cellularpathologie hat das medizinische Denken folgerecht eine Phase durchlaufen, für welche die Bewußtseinsevolution des abendländischen Menschen der Schrittmacher war: das volle Ergreifen, das eigentliche *Betreten* der Erde (R 6). Welle auf Welle die Grenzen des physisch-sinnlich Zugänglichen vorantreibend über mikroskopisch und elektronenoptisch Differenzierbares hinaus, über Atome, Elementarteilchen, ja über die sogenannten Quarks hinaus bis zum Umschlagpunkt, zur Auflösung des Materiebegriffes in Kraftgestalt; bis die «Sache» *Materie* es selbst offenbart: Kein Physisches gibt es, das nicht bereits Ausdruck wäre überphysischer Wirklichkeit.

Dieser Art Naturweisheit mit ihrem Pendelschlag entsprach eine medizinische Wissenschaft, welche – um eine *Causa* und immer *noch* eine *Ur-sache* zu suchen – vom Menschen vor allem seine Zellen, von der Zelle besonders den Kern, von diesem die Chromosomen, die Gene, die Desoxyribonucleinsäureradikale als – «Informatoren» dechiffrierte. Belebte Chemismen als Informatoren: der Zelle an den Menschen, wie es noch mancherorts heißt? des Menschen an die Zelle? oder beides in konzertierender Wechselwirkung, pendelnd um das Gesundheitsgleichgewicht des Menschenleibes in seiner «geprägten Form, die lebend sich *entwickelt*».

Was ist hineingeprägt von der Vorsehung? Und von wessen Vorhersehung auch? Wer kennt des Menschenmöglichen Maß, wer seiner eigenen Mitbringsel Grenze? Wer hält dem stand: man solle mehr nicht wollen, als man kann, doch sei erstaunlich, was man könne, so man will? Der einzelne menschliche Körper, als der individuellen Seelenbegabungen irdisches Widerlager, er trägt an sich und in sich die Schwingen seiner persönlich (per-sonare, hindurch-tönen) mit in diese VerKÖRPERung gebrachten Horizonte *seines* Menschenmöglichen. Und nur so lange *ent*-faltet, *ent*-wickelt er sich in Wohlgedeih, wie diese *An*-lagen geschürft und abgebaut werden; nur solange sie ins Spiel gebracht und fruchtbar gemacht werden im Dienste seiner und der Weggefährten seelisch-geistigen Höherentwicklung nach dem Gesetz, nach dem *er* angetreten. Bleiben sie aber – wie «bestellt und nicht abgeholt» – als angeborene, doch ungehobene Schätze unERlöst im *Leiblichen* stecken, so «schlagen sie um» und kehren sich gegen den Eigner, der sie im Un-*ent*-deckten ließ. Ist nicht auch von *ihnen* gesprochen, da Hermann HESSE sagt: «Du hast Deine Kindheit vergessen. Aus den Tiefen Deiner Seele wirbt sie um Dich. Sie wird Dich leiden machen so lange, bis Du sie erhörst.»

Gerade der Krebspatient verdeutlicht, leiblich durch Kränkung gezeichnet und durch zuletzt physisches Leid belehrt: Auch raffinierteste Physis nicht noch ausgepichte Chemismen entheben uns des

kosmischen Gefüges der Menschenmission: über bloße Naturgesetz-
lichkeit hinaus Offenbarer zu sein für *höhere* Ordnung. Lebt er sein
Schicksal so, daß aus Verhärtung nicht Verwandlung sprießt, vermag
nicht chemische Zerstörung noch Stahl noch ultraharter Strahl zu
lösen, was seines Wesens Starre den leiblichen Zellen gewährte: Per-
severation und Entfaltung nach Zellenmanier. Die Kunst des Arztes –
Anwaltes des Menschen, der Natur und des Kosmos – so sie sich jener
Wissenschaft unterstellte, sie erlitt die Wogen der Enttäuschung darüber, daß der VerERDung des geschwulstigen Leibes mit grob-physi-
schen Mitteln allein nicht zu steuern ist.

Auf Zerstörung abgestellte Therapie ist ein zweischneidiges
Schwert. Kann der Therapeut (griechisch Wärter, Diener, Pfleger)
die Verantwortung dafür übernehmen, so trägt das Risiko der Patient.
Wie lange noch, und er wird die Zusammenhänge durchschauen, wie
sie von vielen Laien bereits geahnt sind. Gewiß bleibt der Nachwuchs
gesichert für jene, «die nicht alle werden»; doch Dummheit ist ein
wesentlicher Verschlimmerungsfaktor bei Krebs (SCHAER). Die Mono-
manie der Geschwulst- und Zellausrottung führt aus der Sackgasse
nicht heraus. Tumorvernichtung mag als Verlegenheitslösung vertret-
bar sein, wo sie mehr Nutzen stiftet als Schaden; zur Heilung des
Unheilbaren führt sie nicht. Gewinnen die Menschen darüber Klarheit, dann werden sie für Vorsorgemaßnahmen sehr aufgeschlossen.
Was weiß der Arzt ihnen zu offerieren?

Nüchterne Beobachtung zeigt, und unvoreingenommenes Denken
lehrt, so scheint dem Verfasser: Gegenüber der Krebsproblematik
kommt es vor allem auf Prophylaxe an, auf Bewußtseinsentfaltung
zum Verständnis für Vorbeugungsmaßnahmen. Ihm sind unter anderem folgende Arbeiten gewidmet: «Krebsgeschwulst als notWENDiges Symptom (L 20), «Krebsbehandlung mit oder ohne Skalpell»
(L 11), «Krebs und Krebsgespenst» (L 23), «Mistelbehandlung bei Krebs
ohne ‹heroische› Maßnahmen» (L 22), «Mundverdauung und Krebsvorsorge» (L 9), «Lymphtherapie und Krebsprophylaxe» (L 26), «Seelisch-geistige Faktoren bei Krebs» (L 21), «Krebs aus Stoffwechselschwäche» (L 30, 31), «Evolutionstherapie» (L 32).

In diesen Schriften sind viele Berichte gewürdigt aus altem Wissen
und aus der Sicht des zwanzigsten Jahrhunderts, die dem Arzt prak-

tikable Einzelheiten vor das Bewußtsein rufen können, vor allem für die Therapie. Möge diese Sehweise dem einzelnen Verordner behagen – möge sie der Wirklichkeit entsprechen – oder mögen fruchtbarere gefunden werden: Voraussetzung für tatkräftige Anwendung in breiterem Umfang ist hellwache *Ent-Täuschung* ob unerfüllbarer Illusionen einer notWENDigen Epoche der Menschheitsevolution.

# 18. *Vor*-sorge?

Es ist wie verhext: Sieht man am Menschen vorbei nur
die Zelle an, so kehrt sich auch bestgemeinte Folgerung
*gegen* das Menschliche und den Menschen.

Das cellulare Krebskonzept war faßlich genug, daß es die Welt er-
oberte. Die «Ausrottungs»-Vorstellung schien so überzeugend, der ge-
forderte Preis so hoch, daß schon auch jedermann etwas davon halten
mochte. Wohl nie wurde ein Massenauftrieb von Kranken durch-
schlagender in Szene gesetzt. Die Ernüchterung jedoch blieb die gleiche
wie stets auf dem Kreuzweg der Jahrhunderte, den J. WOLFF über
Krebs uns vermittelt. Man könnte folgern, nur wer die Geschichte
nicht kennt, bringt noch den Leichtsinn auf, bei Krebs etwas ausrichten zu wollen.

Statt dessen wollen wir sagen: Allein *Ent*-täuschung kann uns allmählich dazu verhelfen, daß wir den Umfang der Problematik weit
genug veranschlagen, um gegenüber dieser «Seuche» des Einzelnen
nicht schlechter zu stehen als bezüglich der Kollektivseuchen des Mit-
telalters. Die *Vor*beugung scheint auch gegenüber Krebs das am ehe-
sten Erfolg Versprechende. Doch das «know-how» des cellularen
Krebskonzeptes ergab auch dieserhalb nur «Schüsse in die verkehrte
Richtung». Die so laut herausgestellten «Vorsorgeuntersuchungen»
mußten schon bald zu anspruchsloserem Aufputz zurückgestutzt werden als – Früherfassungsmaßnahmen. Was hat es auf sich mit ihnen?

Nun, es ist wie verhext. Unter dem unverbrüchlichen Dogma von
der cellularen Natur dieses Leidens wird die «erste böse Zelle» gejagt,
um praktisch den kleinstmöglichen Knoten im frühestmöglichen Stadium zu treffen und – «auszurotten». Neu an diesem – «vorsorglichen» –
Vorgehen sind lediglich Staatseinmischung, Volksverängstung und
Journalistenaufwand. Trotz therapeutischer Heillosigkeit funktioniert
das System wie gezeigt; die «Erfolge» maximieren sich mit eingebauter
Folgerichtigkeit – auf dem Papier. Denn zum derart «frühestmöglichen
Diagnosezeitpunkt» ist die Entwicklungsgeschichte der echten Krebs-
erkrankung eines Menschen meist über die Hälfte bereits «gelaufen».

Die Sache selbst war durchgespielt – man wollte nur die Konsequenzen nicht eingestehen – längst bevor sich politische Tagesgrößen ihr «Vorsorgeprogramm» einfallen ließen. Der Muttermundkrebs, ehedem häufigster Krebsbefall der Frau, bot mit Tastbarkeit und Sichtbarkeit besonders guten Zugang. Lange vor der «Abstrich»-Inflation hatten die Frauenärzte das Kolposkop von HINSELMANN zur Krebsfährtensuche eingespannt. Die «Muttermundstoilette» wurde zum Standardverfahren des «fortschrittlichen» Gynäkologen, eine karikierte Art weiblicher Beschneidung, wie man sarkastisch sagen könnte. Wer etwas auf sich hielt, wer mitreden wollte in «Center» oder Club, ließ sich gerührt und unschwer zu so ergreifender Für- und Vorsorglichkeit überreden. Mit leichter Hand folgte nur allzuoft – «wer A sagt, muß auch B sagen» – die geradezu protzig klingende «Total-Operation». «Kein Krebs, nicht schlimm, aber besser raus», war einer der Slogans, oder auch so: «Nehmen wir raus, gnädige Frau, dann haben sie Ruhe.»

Soweit, so einträglich, doch was erfolgt? Alsbald verschiebt sich die Krebs-*verteilung*. Jetzt erweist sich *Brust*-krebs als der häufigste Krebsbefall der Frau. Dieses Massenexperiment am lebenden Menschen bestätigt nur PELLERS «inverse Assoziation». OESER apostrophiert: «Die Verschiebung der Krebsmanifestation durch Vorsorge, möglicherweise auch durch Frühbehandlung, von einem Ort mit günstiger Standortprognose auf ein Organ mit ungünstiger Standortprognose ist ein Tausch *zu Lasten* der Betroffenen…, der die Effizienz der Vorsorgeuntersuchungen in Frage stellt.» GROSSE: Die Spatzen werden vom *einen* Kirschbaum auf den anderen vertrieben. HERBERGER: Der Maulwurf wühlt unterirdisch fort. Oder sagt man besser, die Verantwortung (!) trägt der Arzt und den Aufwand die Gemeinschaft, der Patient aber die Folgen?

Denn wie sieht solche Fürsorge aus, die vorsorgliche Früherfassung? Wie zum Beispiel gegenüber Brustkrebs, der Krebslokalisation Nummer Eins in der Ära des Nicht-mehr-Stillens, der «Muttermundstoilette» und der milliardenfältigen Einnahme synthetisierter «Hormone» zwecks Empfängnisverhütung? An der weiblichen Brust ist mit Abstrichen nicht viel zu gewinnen, was tut man statt dessen? Palpation und Inspektion, Begucken und Betasten werden gern für «veraltet» gescholten; man sucht mehr «Sicherheit», bevor man amputiert. Einer busenfixierten Männerwelt gegenüber werden Brust-massaker zu den gefürchtetsten Verstümmelungen gerechnet. Denn auch hier ist Handarbeits-«Heilung» Trumpf, um sich von einer Stunde zur anderen (B 3) «gewissermaßen schlagartig krebsfrei» machen zu *lassen, «*für immer geheilt».

Wer durch eigene Unterschrift freie Fahrt erteilt für ein Zeremo-niell mit lebensgefährlicher Wohlmeinung, wünscht sich verständ-licherweise «Gewißheit». Denn wie oft folgen auch *weiter*-hin Ope-rationen, Bestrahlungen, Chemiegifte, und wie oft *ohne* den in Aus-sicht gestellten Erfolg. «*Muß* es denn wirklich sein?» Oder: «Hab' ich denn *wirklich* Krebs?» Ohne zusätzliche «Sicherung» bleibt die Ope-rationseinwilligung unsigniert. Liegt der Spruch des schwarzen Ora-kels aber vor, dann «*muß*» es eben sein ohne irgendein weiteres Warum und Wieso. Nicht gläubiger wurde ein mittelalterlich Jüngferlein zu Beichte und Kommunionbank geführt als die «Mündigen» dieser Zeit vor den Thron ihrer Opfer auf dem Fortschrittsaltar der großen *Oper*-ation.

Indessen ward klar, daß kein Mikroskop diese Gewißheit verschafft, sowenig, wie selbst geschickteste Schneide- und Näharbeit von Krebs zu heilen vermöchte. Solange aber die Dogmen des cellularen Krebs-konzeptes die herrschenden «Ideen» bleiben bei Krebs, solange wird man der daraus hervorgehenden Folgerungen nicht entraten.

Daher findet sich auch gegenüber der Brustkrebsbedrohung ein Bündel diagnostischer Maßnahmen, die eben immer wieder und er-neut auf «die erste böse Zelle» abstellen oder doch auf die möglichst frühe «mikroskopische Sicherung» der Diagnose Krebs, spätestens auf den kleinstmöglichen Knoten im frühestmöglichen Stadium. Drei Säulen sind es vor allem, auf welche diese Art Diagnostik baut: Probe-excision, Aspirationsbiopsie, besonders Röntgenuntersuchung.

Am eindeutigsten ist gewöhnlich die Erkennung der echten Brust-krebskrankheit des Menschen, wenn die Frühstadien bereits durch-laufen sind. Aber gerade in den Phasen *beginnender* Zell- und Gewebs-manifestation ist die Unterscheidung von andersartigen Störungen kaum zu treffen. Denn in den zarten Geweben der weiblichen Brust finden sich ungemein häufig die variabelsten Stauungen, Verdichtun-gen, Verdickungen, Verhärtungen, Ablagerungen, Knoten. Sie bieten ein vielfältiges Bild nach Herkunft, Verhalten, Tastbarkeit, Aufbau, Bedeutung und Prognose. Ihre subjektive Belästigung, ihre Spürbarkeit wird äußerst mannigfaltig erlebt, oft übersehen, nach Entdeckung dann aber individuell höchst unterschiedlich bewertet. Nimmt man die Vielfalt der medizinischen Bezeichnungen dazu, so scheint die Uferlosigkeit zunächst komplett. Denn die entscheidende Frage, ob gutartig oder Krebs, erweist sich nur durch den weiteren Verlauf.

Man weicht daher gern aus auf Hilfsverfahren zur diagnostischen Einkreisung wie die Röntgenuntersuchung. Die dafür entwickelte Weichteiltechnik ist ein junger Zweig dieser bald hundertjährigen Verfahren. Erst jahrzehntelange Sorgfalt wird klären, wieviel die optimistischen Trefflichkeitsaussagen wiegen, daß man bösartiges Gewebsverhalten dadurch schon sehr früh und sehr verläßlich ablesen könne – *solches* Verhalten, das aus dem Kranken selber rührt und nicht etwa durch derartige Strahleneinwirkung erst recht vorangebracht wird.

Denn wie steht es, bis dahin, mit den erwähnten Schädigungen durch ionisierende Strahlen? Wiegen sie *dann* geringer, wenn sie zu diagnostischen Zwecken in Kauf genommen werden? Und sind sie harmloser dort, wo sie gerade die feinsten Widerlager des Lebens treffen? Sie sind verläßlich milder als bei Bestrahlungsserien, auch als bei den gewöhnlichen, allgemeinen Röntgenuntersuchungen. Sie treffen jedoch eine Bevölkerung *in der wachsenden* Belastung einer «toxischen Gesamtsituation» (DRUCKREY), welche oft genug mit Beschönigungen durch «Fachleute» hinters Licht geführt wurde. Gibt es nicht neuerlich zu denken, daß der Strahlenbericht der deutschen Bundesregierung für 1976 die weitaus höchste Zunahme an Strahlenbelastung der Bevölkerung aus dem *medizinischen* Bereich ausweist? Und daß diese alarmierende Steigerung gerade von maßgebenden Medizinerblättern gar nicht zur Kenntnis genommen noch gar kommentiert worden ist?

Ionisierende Strahlen wirken krebserzeugend, das unterliegt keinerlei Zweifel. Und sie wirken kumulativ, ein betroffener Körper «vergißt» sie nicht. Sie summieren sich auch bei weit auseinander liegenden Wiederholungen, und sie addieren sich zu genannten und vielfältigen ungenannten anderweitigen Belastungen. Sie treffen zudem nicht auf gesunde Gewebe von Menschen mit voller ursprünglicher Abwehrkraft. Sie kommen vielmehr gerade deswegen zur Einwirkung, *weil* bereits eine Abweichung von der gesunden Norm zugrunde liegt. Bei der großen Vielfalt von Brustgewebsveränderungen läuft das oftmals unklare Ergebnis aber gern auf *weitere* und wiederholte Untersuchungen solcher Art hinaus. Bringt man das kranke Gewebe nicht schon allein durch derartige, hilfreich gemeinte Diagnostikversuche dahin, wo es die Patientin selbst gerade *nicht* haben wollte?

Auch die gesunde Brust, wenn sie wirklich gesund war und also «nur vorsorglich» dieser diagnostischen Bestrahlung ausgesetzt wurde, ist sie jetzt nicht schlechter dran als vordem? Wird durch ionisierende Bestrahlung der erste Anstoß in die gefürchtete Richtung nicht geradezu *gesetzt?* Erst wirkliche Menschenkunde mit exakter Biographieforschung über individuelle Lebens-*gesamt*-abläufe hin wird künftigen Generationen darüber Aufschluß gewähren können.

Auch bezüglich der Prostata-Erkrankungen des Mannes wurde gestreift, welches Rüstzeug für «Vorsorgeuntersuchungen und Früherfassungsmaßnahmen» das cellulare Krebskonzept zu bieten hat. Betrachten wir also statt dessen die Möglichkeiten bezüglich der so häufigen Krebslokalisation im Magen-Darm-Bereich.

Propagiert wird die technisch einfache und unschädliche, aber auch für den Patienten nicht gar erfreuliche wiederholte Stuhluntersuchung auf okkultes Blut, auf unbemerkte Blutungen irgendwo in seinem Verdauungstrakt. «Positivenfalls», und das bedeutet ja für den Betroffenen immer etwas Ungünstiges, geht die Prozedur nun erst an. Man sagt mit Recht, eine derartige Blutung könne von einer bösartigen Geschwulst herrühren. Eine solche kann durchaus, ohne zu bluten, beachtliche Größe erreichen, sie kann aber – gerade bei hoher Bösartigkeitsbeschleunigung – auch schon in anfänglichem Stadium zu Blutgefäßverletzungen führen.

Man wird also forsch zu forschen beginnen, woher die Sache rührt, bei sechs Metern vielverschlungenen Darmes keine Kleinigkeit. Zum Glück neigt der mittlere, längste Abschnitt, der Dünndarm, wenig zu Krebs, so daß man sich meist auf Anfang und Ende konzentrieren kann. Aber auch Magen (höchster Befall!) und Enddarm bieten der Schwierigkeiten genug. Bewundernswert raffinierte Techniken wurden entwickelt, um in zuweilen expeditiösen Verfahren überhaupt «vor Ort» zu gelangen.

Nun aber beginnt oft das Rätselraten. Auch wer dem Glauben an das mikroskopische Orakel die Treue hält, steht zweifelnd vor manchen Befunden. Das aber heißt für den Patienten wiederholte Prozedur – meist auch Strahlenbelastung *am Körpereingang aller Nahrung!* – und heißt nicht selten Bauchaufschneiden zur «gründlichsten» aller Untersuchungen: mit dem Messer in der Hand. Wie oft hört man bei dieser modernen Art von Eingeweideschau: «im Zweifel raus!»; und schon landet wieder ein «Geretteter» auf der Intensivstation. Das abgeschnittene Gewebsstück erfährt widmungsvolle Aufmerksamkeit des Mannes an der schwarzen Röhre. Wo ihm nur irgend Zweifel kommen, wird er, gerade auch bei geringer Bösartigkeitsbeschleunigung, selten so unhöflich sein, die bösartige Deutung zu verweigern, schon aus Furcht vor dem diagnostischen Fehler (D 11). Das ist gerade in Frühfällen weitgehend auch eine Fleißfrage, wir sahen es, und hängt am Zusammenklang vieler Ermessensentscheidungen des Histologen.

Wie kommen solche «Vorsorge- und Früherfassungsmaßnahmen» nun beim Verbraucher an? Offenbar nicht eben positiv. Sei es nur menschliche Trägheit, sei es das Gespür eines August BIER (hier würde ungeheuer gemogelt), sei die Angst vor «Gewißheit» größer als die vor Krebs – die Leute finden weithin *nicht* zu derartigen Veranstaltungen. Bringt aber jemand so viel Impuls schon einmal zustande, dann geht die Sache leicht auch ohne Messer in unfruchtbare Richtung. Das kommt so.

Nehmen wir die weibliche Genitaluntersuchung mit dem so bekanntgewordenen «Abstrich». Die Leute sind weitestgehend darauf fixiert, obschon dabei nur ein paar tausend abgeschilferte Oberflächenzellen präpariert und angesehen werden, eine tausendmillionenfache Zellenzahl aber nicht. Ist dann ihr Abstrich nur irgend «in Ordnung» – das allein wollten sie hören – dann sind sie weitgehend blind und taub für alle anderen Gesundheitsabweichungen, die sich bei solcher Gelegenheit meist finden, wo sie oft *noch* zu heilen wären. Man sagt sich «Gott sei Dank alles in Ordnung» und vermeint dann tatsächlich *alles* in Ordnung. So kommt die Sache eben an, zumal eines jeden Tante Olga versichert: «Solang der an dir nix abschneid't, is' die Sach' net schlimm.»

Außer den genannten Folgen und diesem Negativeffekt beschert uns das cellulare Krebskonzept auch den folgenden, vielleicht besonders gewichtigen, ja tragischen. Wirksame, wirkende, wirkliche Gesundheitsvorsorge und Krankheitenvorbeugung – auch gegenüber Krebs – steht und fällt ja fast zur Gänze mit der Persönlichkeit des beratenden Arztes. Mit seiner menschlichen Qualität, mit seinem welt-anschauenden Horizont, mit seiner Berufs- und Fach- und Lebenserfahrung, mit seinem diagnostischen Gespür, seiner therapeutischen Phantasie und Gesinnung, seinem behandlerischen Register. Denn vom Untersuchen allein wird ja nichts gewonnen; man schaut doch nur nach, um zu heilen, zu bessern, vorzubeugen. Fruchtbare Lebensgestaltung und Gesundheits-*vorsorge* hängen vor allem auch an der Menschlichkeit und Mitmenschlichkeit unserer Ärzte. Wie werden *sie* nun ihrerseits dabei behandelt, wie gehen wir mit ihnen um, wie machen wir von ihrer Bereitschaft Gebrauch?

Früherfassungsmaßnahmen unter der Publizistik des cellularen Krebskonzeptes bescheren dem Doktor eine zusätzliche Anzahl Klienten, die jedoch als Patienten gar nicht kommen. Sie erwarten, ja sie verlangen, darauf sind sie programmiert worden, eine anspruchsvolle, doch einförmige und entindividualisierende Prozedur. Ihrem Wesen nach wird sie den Doktor zum bloßen Routinier verformen, wo er es nicht schon ist. Auf Zeit und Geld besehen, zeichnet sich das so, denn der Arzt ist vielgescholtener «freier Unternehmer». Will er auch nur die angefangene Kraftfahrzeugreparaturstunde bezahlen – die Leute, welche ihm heute die Straße verstopfen, wollen morgen auch noch zu Hause besucht werden – so muß er pro Stunde mehr als fünf «Vorsorgefälle machen». Und je mehr Angestellte er bezahlen muß, desto rascher muß er die «Fälle durchziehen». Nach Abzug des rein Technischen bei diesem Kontakt: Wieviel Zeit verbleibt ihm dann, um dem Laien auch nur einfachste Anfänge *seiner* individuellen Krankheiten-Vorbeugung zu vermitteln? Wieviel, so der Doktor etwas davon versteht und vermitteln *kann* und will, wieviel davon wird der Laie in so kurzer Zeit aufnehmen und fruchtbar machen können?

Nun muß der Doktor sich daran nicht kehren. Er kann aus Freude an der Heilkunst leichten Herzens Almosen verschenken, das kostet nur ein bißchen Lächerlichkeit. Bleibt aber die aufgewandte Zeit, bleibt die Widmung für eingreifende Vorbeugung zur *rechten* Zeit weitgehend ohne Echo und widerfährt das im weiteren Umkreis auch etwa gleichgesinnten Ärzten, dann haben die Leute ein kostbarstes Gesundheitskapital, das der ärztlichen Hingabe, vertan. Denn unter Programmierung und Motivation durch das cellulare Krebskonzept stehlen sie ihrem Doktor die Zeit, die er für krankere Patienten braucht umsonst *und* vergebens. Es ist also wahrhaftig «wie verhext»: Sieht man vom Menschen nur die Zelle an, so kehrt sich auch bestgemeinte Folgerung *gegen* das Menschliche und den Menschen.

# 19. Was ist früh und was – davor?

Bleibt Zellen-Entfernung ohne Nutzen, muß bei Zellen-versorgung der Ansatz gesucht werden.

Eine Haupt-Misere des cellularen Krebskonzeptes rührt also her vom verfehlten Denkansatz. Bei Krebsverdacht zielt jeglicher Heilversuch naturmaterialistischer Verstehweise auf mechanische Therapie. Er gipfelt in «radikaler Ausrottung», weil die Diagnostik erst bei der «Katastrophe der Form» den Ansatz sucht, bei der Strukturentartung der Zelle, also am physisch-materiellen Widerlager *vorangehender Prozesse*. Im Falle der echten Krebskrankheit des Menschen ist *das* aber reichlich spät für ausheilende und schädigungsfreie Therapie. Unser Bild vom Menschen und seiner Krankheit, das zeigen zweitausend Jahre Krebsfiasko, reicht *dafür* nicht aus.

Das Geistige des Menschen und sein Wärmeorganismus, das Gemüt des Patienten und sein gekränktes Atmungsleben; die Geschehnisgleichgewichte, Fließgleichgewichte feinster, noch fluktuierender Stoffumlagerungen des Kranken; seiner Absonderungen und Ausscheidungen, deren Verstörtheit und weitere Störbarkeit – aber auch deren Versöhnlichkeit und Heilbarkeit; kurz des ganzen Menschen *ganze* anherige Biographie, sie steht Jahrsiebente lang auf dem Spiel, auf dem Spielfeld, dem – Kränkungsfeld des DAseins. Und statt wohlermessen und abgewogen in sein Fragebuch schreibt er des Lebens Schattenwürfe roh und ungesiebt in den eigenen Leib.

Des Schicksals Leid und des Lebensganges Schmach und des Nachbarn boshafte Be-*leid*-igung aller Menschwerdesehnsucht – Stück auf Stück nur gestapelt, gestaut, unverdaut vor sich hergeschoben statt fruchtbar gemacht – sie bedrängen, verdichten, ver-*knoten* einander akkumulierend und jedes das folgende steigernd. Sie verschatten den Sinn und der eigenen Sinn-Setzung Kraft. Sie währen und walten und lasten auch «vergessen» noch fort; und sie kraften und tasten zuletzt das *Leben* an: die Fließgleichgewichte im Absondern und Nähren, im Atmen und Wärmen, Jahrsiebente lang, um *dann* endlich auch an der Zellen Struktur zu rühren.

Wer *jetzt* endlich «vorbeugen» will gar mit grober Hand und Gewalt, der macht aus dem Schlimmen das Arge. Er vermehrt das Leid und erhöht die Last und verlagert den Anfang vom Ende – nach *vorn!* Verkürzt er nicht den verbliebenen Rest des Daseins, so verschattet er ihn mit physischen Folgen von Bärendiensten des «kleinen Hans». Wer von den Patienten auch *das* übersteht, der muß mit unser aller Krebsbedrohung wie nebenbei fertig geworden sein; er genas *trotz* seiner Behandlung. Genas er wirklich von *Krebs?*

Wie also soll dann, wo *könnte* ein menschenwürdiges Krebskonzept gefunden werden? Wohin müßte ein *fruchtbares* Vorsorgeprogramm etwa zielen? Wenn darauf, über die eigenen Arbeiten hinaus, auch an anderer Stelle eingegangen werden darf, soll hier nur ein skizzenhafter Abriß versucht sein; ein kurzer Hinweis, eine Richtung, mehr nicht.

Wo der Zellen Entfernung nichts fruchtet, muß bei der Zellen-Versorgung der Ansatz gesucht werden. Ob auch die Zelle zu signalisieren scheint, was aus dem Kranken wird, bestimmt es doch *er* durch sein Verhalten, was aus der Zelle wird. Ob diese dem Histologen «bösartig» oder nicht erscheint: Des Lebens Ende steht in des Schicksals Hand, die Lebens-*erfüllung* aber hält der Patient in der seinen. Ob ohne Krebszellen oder mit, durch seines Wesens Gebaren bestimmt er die Sinnsetzung seines Hierseins *und* zugleich seiner Zellen Reichweite mit. Wird nur die Zelle behandelt und nur «beHANDelt», so geschieht es zu Lasten und Risiko des Patienten. Wird aber dem *Menschen* geholfen nach Gesinnung, Gemüt und Gewohnheit, so lernen auch seine Gewebe, die Zellen in Schach zu halten.

Bei Krebs werden die Weichen geistig gestellt. Wer «die Zelle» behandelt oder «die Psyche» des Menschen und trifft sie nicht seelisch *und* geistig zugleich, der behandelt am Schicksal des Kranken vorbei, mag er sonst noch so «intelligent therapieren». Um auch bei Krebs noch Heilung zu erzielen, muß vieles einander ergänzend zusammenwirken. Ist die seelische Kraft und die geistige Reife beim Behandler *und* Kranken *so* weit gediehen – wieviel Leid mußte der eine *und* der andere darum verkraften? –, dann ist der Weg doch oft weit noch und schwer und lang. Gesinnung, Gemüt *und* Gewohnheiten müssen erstarken, ganz neu orientiert, um endlich auch der Zellen Gebaren fruchtbar zu durchkraften. Dann freilich wird, was erst «bösartig» schien, eine Krankheit wie andere auch: das Mittel zum Heil für diesen Menschen.

Will also einer die Weichen stellen fruchtbar und selbst, der warte nicht bis nach Passieren des Zuges. Gegenüber Krebs oder nicht Krebs akkumulieren die ersten Impulse schon Jahrsiebente, ehe wir's dann auch tasten. Wer auf der falschen Route sich erst allmählich motiviert, der muß das gesamte Stück Dasein veranschlagen zurück bis zur ersten verkehrten Weiche. Zurück aber, das heißt im Leben nach vorn in die früheren, jüngeren Jahre, heißt ins *Vorfeld* der chronischen Leiden. Jede derartige Krankheit war zu-*erst* weder Leiden noch chronisch, sie *wurde* erst dazu. Die Erscheinungen begannen allmählich und unbemerkt, uncharakteristisch und unspezifisch. Wie die Achtsamen alle, so bemerkte auch LERICHE: Krankheit ist wie ein Drama, bei dem die ersten zwei Aufzüge im Dunkeln spielen; der Vorhang hebt sich erstmals zum dritten Akt.

Wie war es doch beim cellularen Krebskonzept: Wenn früh und falls richtig erkannt, dann war es für *mechanische* Therapie zu spät. Wofern aber *noch* früher versucht, war die mikroskopische Diagnose nicht verläßlich. Das heißt in alter Binsenweisheit *principiis obsta,* den Anfängen widerstehe! Die Sache ist nur auch so:

Die Diagnose *muß* ungewiß bleiben, weil Gesundheitsstörungen in Früh- und Frühststadien noch erst gering sind, uncharakteristisch und unspezifisch. So gewärtigt man also «Überbehandlung» hinsichtlich *Krebs,* wofern *dieser* sich vielleicht nie entwickelt haben würde auch ohne solche Therapie? Mag dem so sein oder nicht, was wiegt es? Gesundheits-vorsorgende Heilkunst setzt weder Körperverletzungen noch sonstige Schäden. Denn die Sache ist doch auch so:

*Woran* ich erkranke und wie, das ist mehr oder weniger mitgebracht, in meinen Anlagen begründet. *Ob* ich jedoch erkranke, ob ich genese oder nicht, das ist weitgehend in meine Hände gelegt. Das richtet sich ausschlaggebend nach dem Verhalten, nach meiner leiblichen, funktionellen, seelischen und geistigen Lebensführung, wörtlich *diaita.* Zudem verhält es sich mit jeder Vorbeugung auch so:

In jenem verwaschenen Vorfeld urständen mehr oder weniger *alle* unsere chronischen Krankheiten. Was ich also vorsorglich ganzhaft unternehme anläßlich der Krebsgefahr, das erbringt mir zugleich den vollen Bodengewinn gegenüber sämtlichen oder doch fast allen anderen Leiden implizit.

Jener Alptraum löst sich also in Wohlgefallen auf, was nutze die erfolgreichste Vorbeugung gegenüber den Krankheiten A bis X, wenn ich hernach am Leiden Y oder Z erkranke? Ich schlage alle oder doch viele Fliegen mit einer Klappe mittels wirklich *aus*-heilender Gesundungsmaßnahmen schon beim ersten geringen Anlaß.

Freilich stellen sich, soweit einmal angenommen, mancherlei Fragen. Wie geht derart ausheilende Heilkunst vor und vonstatten? Was verlangt ein solches Vorgehen von mir als Patienten? Wie oder wo findet man den Doktor, der so arbeitet? Welcherlei Anhaltspunkte charakterisieren dieses Vorfeld der chronischen Krankheiten? Nur wenig vom letzteren soll hier und jetzt noch gestreift werden.

Woran erkennt man die ersten Zeichen im Vorfeld der langwierigen Krankheiten, das Grundleiden Ungesundheit? Nun, solche Menschen, Leute wie du und ich, erscheinen und gelten oft «pumperlxund» vor ihren Zeitgenossen und vor sich selbst. Sie «haben» nichts, noch «fehlt» ihnen was; sie sind durchaus nicht «krank». Nur aber, und zugleich, sie sind *nicht mehr gesund*. Schaut man genauer zu oder fragt man nach, so ist da doch das eine oder andere Zeichen, das eben dem «Mündigen» schon etwas sagen mag, der wachen oder aufwachenden Bewußtseinsseele (L 14). Was wird es uns zeigen, was andeuten können, welchen Weg mag es uns weisen?

Das «Grundleiden Ungesundheit» ist schon herausgestellt, zuerst in «Bewußte Ernährung und gesundende Lebensführung», wie die späteren Auflagen des Beitrages «Mundverdauung und Krebsvorsorge» heißen. Das Bild wird hier übernommen, ein verwirrendes Puzzle vielfältiger und oft unscheinbarer Anzeichen. Sie scheinen nicht zusammenzupassen, treten auch gar nicht immer zugleich auf. Sie sind eben *Vor*-zeichen, sind Chancen, die uns auf die Probe stellen. Wir haben die Freiheit, zu reagieren oder nicht. Und wir tragen in jedem Falle die Folgen.

Was also zeigt die Alltagssprechstunde im Beginn und vor der Taufe unserer chronischen Leiden? Es ist in Kürze dieses, die Krankheit erster Ordnung, das Grundleiden Ungesundheit mit seinen Signalen. Und zwar ist *ein* Symptom bereits genug. Nicht für den Hypochonder, nicht für den Dissimulanten, nein für den Selbstgestalter seines Schicksals.

So etwa sprechen die Grundbeschwerden der meisten Leiden jener, die sich keck «gesund» vermeinen, selbst bei der «Vorsorgeuntersuchung» noch. Bloß weil ihr Nachbar sich nicht besser befindet?

Verdauungsschwäche, Rhythmusverzug, Stoffwechselträgheit: Darmentleerung seltener als zwei- bis dreimal täglich bei zwei bis drei Nahrungsaufnahmen am Tag.

Gesteigerte Gasbildung, Blähungsneigung, Schleim- oder Blutbeimengung, Hämorrhoiden (Visitenkarte der Leber), Reizerscheinungen am Darmausgang.

In den höheren Leibesabschnitten Völlegefühl, Oberbauchbeschwerden, Unverträglichkeit mancher Speisen, Magenbeschwerden, Leber- und Gallestörungen, Zungenbelag, Mundgeruch.

Zwerchfellhochstand mit Atemdrosselung und Blutumlauferlahmung. Der Blutdruck, erst erschlafft, wird später zum Hochdruck. Venenermattung, Krampfaderneigung. Feinste Blutgefäße der Haut werden geschwächt: «blaue Flecken» schon beim geringsten Stoß, feine Blutergüsse auf Grund von Gefäßwandbrüchigkeit.

Ermattende Temperaturregulation, Absinken der normalen Eigenwärme, gesteigerte Temperaturempfindlichkeit. Schwitzige, dann ewig kalte Hände und Füße. Frösteln im Rücken, an «kranken Stellen», beim abendlichen Einschlafen, Untertemperatur.

Verlust des Urgefühls von Gesundheit und Frische. Schwankende Leistungsfähigkeit, Abhängigkeit von Anregungsmitteln, gesteigerte Wetterfühligkeit, zunehmende Reizbarkeit und Gereiztheit.

Frische des Aussehens, Glanz der Augen, Tonus, Duft und Feinheit der Haut welken dahin. Kosmetik von außen, vom falschen Ende, bringt innere Reinheit nicht wieder. Die Lebendigkeit des Farbwechsels weicht eintönigem Bleich (ohne Blutarmut), Blaurot oder Grau. Die Nägel werden brüchig oder weich, das Haar fettig oder spröd.

Die Sinneswahrnehmungen gieren nach Reizkontrasten, weil sie sich dämpfen, verflachen, abstumpfen; so die Feinheit von Geschmack und Geruch. Besonders leidet das Sehvermögen. Hier helfen nicht

Brillen noch Haftscheiben, denn an der physischen Optik fehlt es nicht.

Einschlafschwierigkeiten, nächtliches Erwachen, Traumbelastungen oder völlige Traumlosigkeit besagen: Wir schlafen uns krank. Wir ermüden früh im Tag. Der Schlaf, mag er auch «tief» sein, war unergiebig. Wir erwachen nicht wie neugeboren, acht Stunden erscheinen zu kurz. Doch schlafen wir einmal länger, wird das Befinden nur schlechter.

Wenn demgemäß ausheilende Therapie und gesamthafte Gesundung frühzeitig angestrebt werden, um so die *mechanische* Behandlung zu erübrigen, die vieltrügerische, dann fällt damit ganz von selbst manch lebensgefährliche oder doch schädigende, mindestens fragwürdige Diagnostik fort; einfach weil man eben dann die Leute nicht mehr «motivieren» muß, ihre Operationseinwilligung zu unterschreiben. Die körperverletzende Diagnostik fällt mit der körperverletzenden Therapie dahin.

Krebs entsteht «multifaktoriell», aus vielen zusammenwirkenden Einflüssen. Er entwickelt sich konzentrisch, auf die «erste böse Zelle» hin; dadurch *wird* sie überhaupt erst böse. Daher rührt es doch, daß bei noch so «radikaler» Ausrottung *andere* an deren Stelle treten. Demgemäß muß sinnhafte Vorbeugung und ausheilendes Vorgehen gesamthafte Erstarkung üben gegenüber *viel*-fältigen Schadensfaktoren. Wieviel Aufwand und Mühe das kostet – wieviel von den Altvorderen auch immer geleistet wurde, als man noch nicht gar so «mündig» sich gefiel wie im 20. Jahrhundert –, des werden die aufgeweckteren Menschen so rasch und so langsam inne, wie sie das cellulare Krebskonzept und analoge Medizinillusionen zu den mittelalterlichen zählen werden.

# 20. Die *Droge Arzt* und das *Heilmittel Krankheit*

> Der Arzt ist ein Knecht der Natur, und Gott ist der
> Herr der Natur.
>
> PARACELSUS

Worauf das alles hinaus will? Aus jeder Arztbegegnung eine
Krankheiten*vorbeugung* zu machen, mit einem Wort, aus jeder
Patientenbegegnung ein VORSORGEansinnen an den *ganzen* Menschen! Sonst können wir uns die meisten Arztgänge sparen, ja können uns ein Medizinertum sparen, das darunter bleibt. Sonst genügen
uns gut abgerichtete Pfleger. Nutzen sie vielleicht weniger, so schaden
sie jedenfalls weniger, wofern ihnen Messer, Gifte, synthetisierte Chemikalien und Strahlen versperrt bleiben.

*Salus aegroti suprema lex* (oberstes Gesetz: das Heil des Kranken)
oder *primum nil nocere* (zuerst: nicht schaden), schöne Spruchbänder
in Studentenhörsälen, sie meinten Heilen ohne Nebenwirkung. Der
wirkliche Arzt, der Heiler, der Helfer, er wird nicht schnellfertigen
Tricks nachlaufen. Dem mündigen Menschen braucht *er* nicht zu
imponieren. Der heranreifende Mensch, der wache Mensch, der seiner
selbst und der Welt Bewußte – der Mensch im Zeitalter der Bewußtseinsseele (L 14) – ahnt es längst: er *reift,* jeder Mensch reift gerade
in seinen Krankheitstagen. Er benutzt sie, ja er benötigt sie wie das
Kind seine Kinderkrankheiten. Der Arzt ist Helfer dabei, ist Begleiter,
denn er ist Walter und Werkzeug der kosmisch-irdischen Menschheitsentwicklung. Natur ist ihm Mittel und Gabe und Ausdruck des
obersten Ursprungs (Jean GEBSER, «Ursprung und Gegenwart»).

Der Arzt ist Mittler mit hellwachem Sinn und mit starker Hand
und heißem Herzen, mit einer ganzen Klaviatur von Naturmitteln
und Naturanwendungen und Naturabkömmlingen der mineralischen
und pflanzlichen und tierischen Umwelt. Mit den Gaben und Stoffen
der physischen Welt und der Lebenswelt, der seelischen und der geistigen *Wirk*lichkeit ist der Arzt Schirmer der Werdewelt, des Wer-
de-Menschen; seines Mitmenschen, der *unablässig wird* – weil der
Mensch und das Menschliche zugleich unentwegt zerrinnen und ver-

gehen, in Frage gestellt werden, gefährdet bleiben. Der Arzt ein Glasperlenspieler (Hermann HESSE) fortgehender Menschwerdung in jedem Augenblick – Augen-Blick – jeglicher Patientenbegegnung. Der Arzt ein immerwährender Geburtshelfer des *höheren* Menschen, der aus jedem Mitbruder sich mittels Krankheit ENTwickeln, gebären will. Denn wie oft nur mittels Kränkung und Genesung kann der Mensch sich sein Bestes entringen.

Der Arzt nach der Natur Examen wird bereits an harmlosen Krankheitserscheinungen ablesen – und er wird sie dem Patienten wie als Beispiele zum Erlebnis bringen dafür –, wer da der «Macher» ist und der Heiler; jener kosmische Allerhalter, jene geistige Wirkenswelt, die als allwaltende «harmonisch all das All durchwebt». Um nämlich den Menschen am Werden zu halten, um ihn ins Werden zu *bringen;* denn das will seine Krankheit von ihm, jede. Der Patient ist in die Prüfung genommen, in den Prozeß geworfen, in den «ganz anderen» des Krankseins, um *mündig* zu werden, mündiger als vordem. Nur darum erkrankt der Mensch: um über sein vorheriges, vielleicht noch so hohes Niveau *noch* höher hinauszuwachsen – um ihn vor minderem Niveau zu bewahren. Ob die Vordergründigkeit seines Wollens das auch *will,* was wir so gemeinhin unseren «freien Willen» nennen, das tut dabei nichts zur Sache. Solange die Würfel noch im Fallen sind, waltet höherer Wille, Schicksalsfälligkeit. Was wir hernach daraus machen, wie wir es annehmen, das freilich wird den Ausschlag geben.

Vor dem Gewicht solchen Hintergrundes wird der Arzt statt *Ein*-heilung nie anderes als *Aus*-heilung gelten lassen und bestreben. Er wird daher nicht einfach kupieren oder «symptomfrei machen», nicht austricksen oder betäuben noch vor sich herschieben und aufstauen. Er wird vielmehr abfangen, auflösen, einschmelzen, abtragen durch jeden Gedanken und jede Äußerung und jede therapeutische Handlung. Er wird er-lösen, ab-sondern und aus-scheiden helfen, was da physisch und funktionell und seelisch in einem Menschen zum Knoten sich schürzen will, um ihn geistig auf eine «höhere Umlaufbahn» zu bringen. Der Arzt wie als Künstler am Leben-Können: Schöpferisch mit Sinn und Herz und Hand wird er mitentwerfen und mitgestalten, wie der Patient aus den Trümmern seitherigen Lebens das *Neue* erstehen macht – gerade aus Vergehendem geistige Werde-Gestalt.

Und gerade auch beim Sterbenden noch – denn der typische Krebspatient tut erst dort seine ersten Schritte; eventuell.

Der Patient und sein Arzt, wo nehmen sie Richtschnur her und Bild, sich selbst und ihr Leben auszuloten und danach zu gestalten? Vom *Kindsein* her und seinen – Kinderkrankheiten. Hier ist uns gezeigt, und wer hat es nicht durchgemacht oder miterlebt, *wie* Heilung geschieht. Was uns als Krankheitssymptom begegnet, das *ist* bereits Werdeprozeß, in welchem die innewohnenden *Heil*kräfte schon tätig wurden und sind, des Krankenden *eigen*stes Kapital, sein mitgebrachtes Heil-*vermögen* – reale Entwicklungshilfe, wo sie hingehört, bei jedem von uns hier und jetzt.

Unterfängt sich aber der Arzt, irgendeine Krankheitserscheinung geradewegs oder mit grober Hand zu *bekämpfen* schlechthin, so ruiniert er damit implicite seines Patienten beste Kräfte. Denn *sie* sind bereits in den Prozeß verwickelt und zu heilen bestrebt, lange bevor der Patient *und* sein Doktor des «Krankheitsausbruchs» auch nur inne wurden. Ist doch der «Prozeß Krankheit» *selbst* bereits des Menschen oberstes Mittel zum Heil, *sein* individuelles Verfahren und Werkzeug zu seiner persönlichen Höherentwicklung. Denn der Mensch ist Werdender nach Maßgabe seiner geistigen Entfaltung. Dieser aber, der sich weiter und freier verkörpernde Geist seiner Seele, ist es, sein höheres Ich (L 14), sein Wesen, das den Leib zum Sosein schuf und täglich neu *fort*bildet und *um*schafft nach Forderung und Möglichkeit seines fortgehenden Ver-*wirk*-lichungsweges, nach seinem individuellen Anteil an der wachsenden Bewußtseinsfähigkeit der Menschheitsevolution.

So wird also gerade *nicht* «eiserne Gesundheit» schlechthin oder «Abhärtung um jeden Preis» noch der «Trimm-dich-Pfad» die höchste Menschenentfaltung erbringen. Der bis zum Lebensende noch immerfort *werdende* Mensch wird vielmehr, wie als Kind, durch die Schwankungen seiner Katarrhe gehen, tunlichst mehrmals im Jahr. In Erkältung und Schnupfen, Influenza und Grippe, Angina und Halsweh sieht er die *eigen*tlichen Manöverübungen, die Trainierungen und Stählungen seines Entwicklungsganges – und nebenbei seiner so genannten Abwehrkraft – bis ins höchste Alter, solange er geistig solcher leiblichen Prozeß-Widerlager bedarf.

Bedachtsam und mit sanfter Hand – durchtragekräftig be-*hand*-elnd mit Herz und Sinn – wird der Arzt ihn beratend geleiten, unerschöpflich im Einfallsreichtum dessen, was gerade *jetzt und hier* die förderlichsten Heilmaßnahmen und -mittel zu sein versprechen. *Medio tutissimus ibis,* in der Mitte zwischen Verhärtung und Entzündung, auf dem Mittelweg wirst du am sichersten gehen. *Das* ist es, was die so viel zitierten und herbeigewünschten Abwehrkräfte in Funktionstüchtigkeit bringt und tüchtig erhält, was sie so weit steigert, wie der Werdende als Patient bedarf auch gegenüber der «bösen Art» bei Krebs. In solcher Richtung ist Krebs*vorbeugung* zu suchen; nein, nicht zu «suchen», denn sie wird nicht vorgefunden noch etikettiert verkauft: So wird sie getan, geleistet, in jedem einzelnen Fall individuell neu *erfunden.* «Routine» richtet da nichts aus.

Versteht der Doktor auch nur Anfängliches von Heilkunst und Verhütung – das eine erübt sich am anderen –, so weiß er gerade auch die *feineren* Zeichen *zwischen* den Zeilen zu lesen. Und zwar gerade *früh,* solange man noch mit leichter Hand und wirklichen *Heil*mitteln und -maßnahmen die fruchtbare Gesundheitsmitte wieder erarbeiten kann, und zwar gerade *ohne* «Krankschreibung» und *ohne* viel Aufwand.

Solchen Leitlinien zu folgen und ihnen so *früh* zu folgen, gerade auch um späterer *Krebs*-gefährdung und anderen Leiden von vornherein das Wasser abzugraben, das wird vorerst noch oft am «normalen» Alltagsverstand der meisten scheitern. Denn der repräsentiert eben in aller Norm das – programmierte Bewußtsein; unser durchschnittliches, vorab durch Bewußtseinsindustrie und Chemikalien «VORprogrammiertes» Denkvermögen. Und worauf ist es programmiert? In Sachen Krebs immer und wieder auf die Weisheiten des cellularen Krebskonzeptes mit allen seinen Konsequenzen.

Solche Menschen sind gewöhnlich schon seit Jahren die Konsumenten synthetischer Pharmazeutika, wodurch sie ohnehin Bewußtseins-Gängelungen herbeiführen mit eigener Hand. Denn selbstredend sind es nicht nur die Produkte mit der Aufschrift «Psycholytikum» (wörtlich: die Seele lösend, *auf*-lösend), welche des Menschen seelisch-geistiges Wesen manipulieren. Synthetische Pharmazeutika wirken freilich generell schon etwa in die Richtung, welche der Aufdruck besagt. Doch sie bewirken gewöhnlich das Gegenteil von *Ausheilung*, indem sie die Leute oft zu raschen Ein- und Scheinheilungseffekten verführen – ganz nach Bequemlichkeit und Wunsch. Und welcher gute Onkel Doktor würde die Sache nicht schleunigst und geflissentlich «gewähren» – schnell, sicher und angenehm, wie er sagt, *tuto, cito et jucundo* –, sonst *bleibt* er eben nicht der gute Onkel Doktor für drei Mark fünfzig Kranken*schein*behandlung.

Synthetisierte Chemismen sind keine «harmlosen Mittelchen», wie ihr Firmenvertreter und Praxisbesucher mitleidvoll die tatsächlichen Heilmittel apostrophiert, welche er nicht kennengelernt hat. Pharmazeutika haben vielmehr stets ihre Nebenwirkungen, die aufgedruckten *und* die noch nicht bekannten. Diese aber erweisen sich auf lange Sicht oft als die eigentlichen Hauptwirkungen. Denn *etwas* im Menschen wird immer beschädigt, während die gewünschte Sofortwirkung gewöhnlich nicht von langer Dauer bleibt; das macht sich auch umsatzhalber ganz praktisch. Solche Chemikalien wirken zwar ihrer synthetischen Struktur gemäß, sie wirken aber auf jeden Menschen wieder etwas anders, je nach seiner Wesenheit. Sie richten also außer ihren typischen Nebenwirkungen noch sehr Unterschiedliches an, je nach dem Milieu, auf das sie treffen, und nach den dort ausgelösten Zweit- und Dritt- und Spätwirkungen. Wegen des «Fehlers der kleinen Zahl» sind solche individuellen Erscheinungen «statistisch nicht relevant...» Sie sind es jedoch individuell, und darauf kommt es an beim Heilen!

Nimmt man auch nur überschlagsweise ins Kalkül, was sie im Zusammentreffen mit *anderen* Chemikalien anrichten – solche Leute sind ja gewöhnlich Großverbraucher, denn eines zieht das andere nach sich und hebt den Umschlag –, und zwar abermals in jedem individuellen Milieu wieder etwas anders, so wird ohne weiteres klar: Was da «rollt» – nicht auf uns zu, sondern mitten unter uns –, ist schlechterdings nicht mehr erforschbar! Es ist naturwissenschaftlich einfach nicht mehr machbar. Das ist keine Frage des Geldes, ungezählter Forschungsmilliarden, oder der Zeit, jahrhundertelanger Generationenbeobachtung: nein, es geht methodisch nicht. Kein technisches Vorgehen ist machbar, das die Wirksamkeiten auf sachgemäße Weise in erforderlichem Umfang am lebenden Menschen zur Klarheit bringen könnte, ohne denselben zu schädigen oder doch zu gefährden, jedenfalls materiell zu verändern. Man kann mancherorts nachlesen, wieviel bereits davon her zu Krebsbelastung akkumuliert.

Doch der schwerstwiegende Vorbehalt gegen *synthetisierte Chemikalien* erhebt sich schon seit Beginn der Vermarktung organischer Chemie – manche Schäden traten erst nach hundert Jahren zutage oder jedenfalls ins Bewußtsein – pauschal und unbesehen gegen *alle*. Um das allmählich zu erarbeiten, muß man «nur» Orientierung suchen über das Wesen jeglicher Art Stofflichkeit (vgl. z. B. Hauschka, Lehrs u. v. a.). Das Wort Stubstanz bringt viel davon zum Ausdruck. Sub-stare heißt unter-stehen und läßt sinnigerweise offen, *welchen* Direktiven, Geistern, Kräften das fertige Produkt doch fortwirkend untersteht. Ein Stoff, jede materielle Entität, ist das, was sie ist, in erster Linie durch den *Prozeß,* dem sie ihre Entstehung verdankt; im Falle Pharmazie also der chemischen «Darstellung». Und *das* ist es, was in unserem Organismus wirksam wird, ihn verfremdet, ver-*erde*-t: das *Schicksal* der Stoffe, ihre anherige Biographie.

Ist aber ein menschlicher Organismus erkrankt, so kann ihm *schadlos* nur Naturstofflichkeit helfen. Dafür kommen allein tierische, pflanzliche und mineralische Substanzen in Betracht. Sie verdanken ihre «Darstellung», direkt oder indirekt, kosmischer Weisheit in Sonnenprozessen, nicht aber menschlichem Intellekt in «Fertigungsstraßen». Durch Potenzierung und Bearbeitung mag der Mensch den Gaben der Natur manches erst noch hinzufügen oder abgewinnen. Ihren kosmischen Ursprung aber – dem er auch selbst entstammt –, den vermag er vorerst nur nachzuäffen und auch mit industriellem Aufwand nur zu – karikieren.

Solche Zusammenhänge sind Grundlagen kommender, entwicklungsgerechter Heilkunst und Menschenkunde. Sie können hier nur angedeutet werden. Wer bis dahin die Wirkungen synthetisierter Chemikalien an sich selbst «erforscht», verdiente unseren Dank für seine Opferbereitschaft, *wenn* da noch entscheidende Fragen offenstünden. Die Schäden liegen jedoch millionenfältig zutage. Wie sie im einzelnen eines individuellen Menschenlebens sich dann körperlich «darstellen» werden, das ist eigentlich für den persönlichen und menschheitlichen *Wert* solchen Lebensganges von nachgeordnetem Interesse.

# 21. Was hat Sinn, und was geht nicht?

Verhältnismäßigkeit der Mittel heißt für den Arzt *simi-lia similibus curantur*, nur Ähnliches wird durch Ähnliches geheilt. Liegen im Körper also mechanische Lebenshemmnisse vor, so mag auch das Messer einmal am Platz sein.

Vorab: Will ein Mensch sich schädigen, so werden wir ihn nicht heilen. Ob wir es vielleicht möchten oder sollen: *Dürfen* wir es überhaupt? Dessen aber ganz ungeachtet, wir *können* es nicht. Es ist nicht möglich. Solange er sich schädigt, wird Ausheilung nicht gelingen. Wer also raucht, wer Alkohol oder andere Rauschmittel «genießt», wer sich an Chemikalien hält, sogenannte Schmerz- oder Schlafmittel, Beruhigungskapseln und Psycholytika oder Hormone, um nur einige Beispiele zu nennen, der wird allenfalls dem *Schein* nach Hilfe finden und jeweils nur auf kurz. Er betreibt *Ein*heilung statt Ausheilung.

Dafür, dagegen sind Heilmittel nicht gewachsen. Das ist nicht Aufgabe der Heilkunst, noch steht es ihr zu. Dergleichen belangt zu jener auch fürchterlichen Freiheit des Menschen und deren Folgen. Ebensowenig lassen sich Schädigungsfolgen amputieren, durch einfaches Abschneiden aus der Welt schaffen. Sie lassen sich allein – vermeiden. Wer solche Leute trotz Fortsetzung ihrer eigenen Selbstschädigung in Behandlung nimmt, der wiegt sie in Illusion. Er macht seine Mitmenschen glauben, er könne sie dennoch heilen. Wo liegt die Grenze zum Betrug?

Wer gern von «Tod hinausschieben» faselt oder «Leben verlängern», wird selten wissen, was er sagt noch was er treibt. Günstigenfalls hat er Bedingungen zum Lebensfortgang gebessert. Hat er nur reanimiert (anima, das Tier) auf irgendeiner Intensivstation? Nur vor Reportern renommiert? Das Umfeld der Biomechanik ist auch bei Krebs reich bestückt mit Daseinsbeeinträchtigung. Es sei dabei nicht der primären und sekundären Operationssterblichkeit gedacht, sondern der anschließenden «Pensionierung vom Leben» durch Schlechterstellung im Krankheitsverlauf oder Beschneidung der Daseinsanliegen. Kunstreich wird, oft mit dem ersten Krankenhausaufenthalt, der Anfang vom Ende *vor*-verlegt. Die negativen Folgen aber werden dann der «Schwere des Krankheitsbildes» angelastet. Wo liegt die Grenze? –

Verhältnismäßigkeit der Mittel heißt in der Medizin *similia similibus curantur,* nur Ähnliches wird durch Ähnliches geheilt. Liegen also im Organismus mechanische Lebenshemmnisse vor, dann kann Biomechanik am Platz sein. So beim Knocheneinrenken, bei mancher Blutstillung, bei der Wundnaht; wobei in solchen Fällen gerade das *Heilen* nicht durch Messer, Faden, Nadel, Schere erfolgt. Mit allen *anderen* Anliegen des Heilens ist die Chirurgie gewöhnlich überfordert, ohne es zu wissen oder wissen zu wollen. Die unvermeidlichen Negativeffekte schwerer Körperverletzung sind dem Patienten gewiß; die etwa auch positiven hängen daran, wie er solche Traumen verarbeitet. Wo liegt die Grenze? –

Auch wer «spezifische Krebsvorbeugung» sucht, lasse sich nicht hinters Licht führen. Sie existiert sowenig wie «die spezifische» Krebsdiät. Gegenüber der Krebsbedrohung kann allenfalls *Gesundung* helfen, daran führt kein Weg vorbei; aufgewecktes und durchgetragenes Gesundungsbewußtsein und täglich erneuertes Gesundungsverhalten. Denn «Gesundheit» ist nicht etwas, das man einfach «hat». Das galt, wenn überhaupt, nur in der Kindheit, als die Ursprungskräfte noch wenig berührt wurden durch unseren «UNverschämten» Umgang damit.

Gesundheit ist vor allem auch nicht «eisern», sondern höchst gefährdet und unablässig schwankend; so labil, wie wir an Kindern miterleben, wo zahlreiche Katarrhe und Fieberschauer auflodern und spielend wieder zur Mitte finden. Gesundheit wird *lebenlang* neu hergestellt, dargestellt, pausenlos neu «gemacht». Wir vernutzen sie des Tages an Alltagsgeschäften und bekommen sie nächtlich erneuert dort, wo wir «wie neugeboren» erwachen. Ohne erneutes Wieder-fruchtbar-schlafen-Lernen – so wie als Kind – wird also an der Ausheilung abermals vorbeibehandelt.

Unablässig durchdringt uns Naturgegebenheit und Umwelt, keinen Augenblick leben wir ohne sie. Doch was Natur am Menschen für sich *allein* bewirkt, sobald sie nur ausschließlich wirkt, das zeigt sich an der – Leiche des Menschen. Solange im Leben, behauptet der Mensch sich auch *gegen* die Natur, mit der er doch gleichen kosmischen Ursprungs ist. Er ist Mensch, er bleibt Mensch, er *wird* Mensch, insofern er das bloß Naturhafte gerade *überragt*. Er wird also, zwar «mit dem Strom schwimmend», doch unaufhörlich zu seinem höheren Ich sich hinarbeiten, sein *eigent*liches Selbstsein erringen (L 14).

Einem Springbrunnen vergleichbar, wird er lebenlang vom Außermenschlichen durchsetzt, vom «ganz anderen», von Atemluft, Trank, Speise, vom gesamten Schwerefeld der Erde mit allen seinen Inhalten, welche golfartig tief in den Organismus hereinragen und hereinkraften und -wirken durch die Sinnesorgane; durch gewußte, tiefer jedoch durch unterbewußte Sinnesreize. Er ist also auf das «ganz andere» angewiesen, und er muß – *an* ihm und ihm entgegen – «allen Gewalten zum Trotz sich erhalten». Ein Schwebezustand muß aufrechterhalten werden, Tausende Fließgleichgewichte durchgetragen, um daran und darin die persönliche Mitte zu ermitteln, den individuellen Rhythmus, *und* ihn bis in die Zellen hinein zu verwirklichen. Der hereinragenden Natur entgegen bringt der Mensch sich fortwährend neu ins Einvernehmen mit der Natur *und* dem gemeinsamen Ursprung, dem Kosmos. Denn nur als dessen Statthalter und Exponent wird er Mensch.

Wo also könnten wir fruchtbarer den Hebel ansetzen als bei Zufuhr von Speise, Trank, Atmung und der gleich rhythmischen Ausscheidung daraus hervorgehender Absonderungen (L 9); bei der Sinnes-Diät, dem Wann, Was, Wie für Auge, Ohr, Wärmesinn, Geruch, Geschmack; bei der seelisch-geistigen Lebensführung (L 14) im Verarbeiten und Fruchtbarmachen dessen, was der Alltag auch vom Allzumenschlichen des anderen nie von ungefähr bringt. Was hereinragt geistig und seelisch und funktionell und materiell, das trägt fremde und außermenschliche Kraft und Sinnsetzung in den Organismus. Gelangt es in Blut und Körpersäfte, so ermöglicht es fremdgesteuertes Leben der Zellen, die dann sich *gegen* ihren Bildner und Träger und Nährer kehren können.

Bei sinnreichem Vorgehen und geschicktem Verhalten verläuft auch der bereits körperlich offenbar gewordene Krebs in vielen Fällen als eine Krankheit wie andere auch. *Leben mit dem Krebs* kann so fruchtbar gemacht werden, wie auch ganzhaftes Gesundungsverhalten zur Vorbeugung gegenüber Krebs nur Lebensbereicherung einträgt. Daß man dann auch stirbt, ist schließlich die einzige Wahrheit, die man nicht mühselig und teuer erarbeiten muß. «Ihr wisset weder Tag noch Stunde» (Matth. 25, 13) könnte sich in zweitausend Jahren herumgesprochen haben. Bis dahin seine Lebensanliegen zu erfüllen wird dem Menschen der Bewußtseinsseele zunehmend schätzenswerter, als auch nur einzelner Tage sich zu berauben für Krankenhausinnenbetrachtung. Operationen, die nicht heilen, wird er ebenso aus dem Wege gehen wie solchen, die nicht nötig waren, weil die echte Krebskrankheit gar nicht vorlag.

Dagegen wird er die mitgebrachten, lebendigen, echten *Gegenspieler* dieser Krankheit aufsuchen und aktivieren; denn bekämpfen auf der untersten Ebene mit physischer Gewalt, das macht aus dem Argen das Ärgste. Er wird also

sich ent*zünd*en und fiebern *lernen* wie ein Kind;

zu lernen *lernen* wie ein Kind, lebenlang lernen;

verdauen *lernen* wie ein Kind; auch das Leidvolle und den Mitmenschen so fruchtbar annehmen und verdauen lernen wie die Nahrung; vor allem lernen, die Medien der Bewußtseinsindustrie verdauen zu *lernen*; die Überschüttung mit Sinnesreizen insgesamt dosieren lernen; eine persönliche Sinnes-Diät entwickeln *lernen*.

Soviel an dieser Stelle zur allgemeinen Richtung, wobei der eigentlichen Arzneihilfe noch kaum Erwähnung getan ist.

Was auch immer hereinragt vom «ganz anderen», sei es beansprucht oder zugelassen oder erduldet: Nur angeähnlicht vermag es gedeihlich zu werden. Präzise muß es verarbeitet sein, wohlangemessen dem Wesen des «ganz anderen», wohlangemessen aber auch dem individuellen Menschen in *seinem* Wesen. Was den Ausschlag gibt, zuletzt, zuerst, *ist* eben dieses Wesen: Ob es den Zusammenklang trifft oder verfehlt mit dem Ursprung *aller* Wesen und Substanzen, mit dem Kosmos; ob es die anscheinende Unmöglichkeit bewältigt, ein Ich zu werden und selbstlos zugleich.

Es zeigte sich also mancherorts: Das bloß *natur*wissenschaftliche Bild des Menschen und seiner Krankheit ist, wenn es überhaupt je paßte, zu eng geworden für eine fortschreitende Bewußtseinsfähigkeit fortgehender Menschheitsevolution. Ein fruchtbareres Konzept der echten Krebskrankheit ist mit *solchen* Vorstellungen, Begriffen, Arbeitshypothesen nicht zu erschließen.

Die Naturwissenschaft bleibt dennoch Vorbild und Lehre für Weitergehende. Beispielhaft hat sie auf *ihrem* Felde das methodische Verhalten erarbeitet für technische Glanzleistungen, immer von der Sache selbst sich belehren lassend. So wird entsprechend von der Lebenswelt, der Seelenwelt und der geistigen Welt hinzunehmen sein, wie der jeweiligen Stufe gemäß vorzugehen ist. Was da an Menschenkunde, Krankheitslehre und Heilkunst sich abzuzeichnen beginnt, übersteigt freilich die Langmut von Lesern vorliegender Schrift. Es sei daher in einem weiteren Beitrag gesondert versucht.

# 22. Wie sonst?

«Lange hab' ich mich gesträubt,
endlich gab ich nach,
wenn das alte Ich zerstäubt,
wird das neue wach.»

GOETHE

Nur wie als Vorgriff auf ein mehr therapeutisches Gefüge sei folgendes Schlaglicht versucht.

Menschliche Bewußtseinsgeschehnisse fußen vorwiegend auf *Abbau*vorgängen als funktionellem Widerlager, auf materiellen Absonderungen und physischen AUSscheidungsprozessen. Ungleich den Formen bloßen Gegenstandsbewußtseins der höheren Tiere erbildet und konturiert sich menschliches Ich-Bewußtsein gerade am zunächst *unter*bewußten Grundpegel seiner Leibesregsamkeiten mit ihren traum-tiefen, schlaf-tiefen, koma-tiefen Anschlägen. An den «autonom» verlaufenden Grundgeschehnissen seiner intermediären Stoffwechselakte und den Fließgleichgewichten seines «vegetativen Nervensystems». Sie quellen aus Dutzenden von Billionen Körperzellen, aus jeder einzelnen mehrschichtig getönt *und* organ-weise unterschiedlich gebündelt.

Wird also «die Zelle falsch gefahren», widerfährt ihr zu wenig Abbau, wird ihr zu viel Lebensgeschehen belassen, wie der Krebszelle, so kann schadlos nur der Kranke selbst derartige «Kraftwülste» abschöpfen durch eine neue Art des persönlichen «Nehmens» der Daseinsbegegnisse. Erst mittels höchst individueller und zutiefst intimer Hingabevollzüge seelisch-geistigen Soseins – und also Anderswerdens – schöpft der Mensch aus, was schicksalhaft veranlagt und mitgebracht ist, was als noch ungehobener Fähigkeiten-Schatz in ihm rumort und «wulstet».

Physische Zerstörungseinwirkungen bringen ihn allenfalls einem äußeren Anschein nach voran. Was ihm zur Genesung helfen kann, ist funktionelle Förderung und seelisch-geistige ENTfaltung angesichts der Forderungen seiner geistigen Individualität. Wieviel Herzdenkens-Kräfte und Gemüts-Erstreckungen und Willens-Impulsierun-

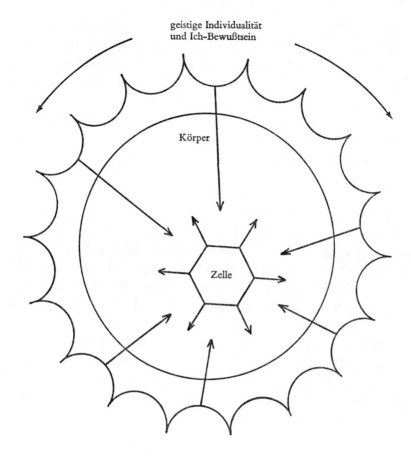

*Abb. 9: Zelle oder Bewußtsein?*

Unablässig wird jeder menschlichen Körperzelle ein Stück weit «das Leben genommen». So ist ihr Beitrag zu unserem Unterbewußtsein, von da also zu unserem Ich-Bewußtsein.

Soviel wir der Anlage nach mitgebracht haben und «können», soviel werden wir «müssen». Sonst bleibt, zu unserem Heil, nur dieses: Das Zellverhalten schlägt um und kehrt sich gegen uns selbst. *Dann* wird uns zur Einsicht handgreiflich verholfen, denn dafür kamen wir ins Da-Sein.

Menschenwürdiger wären freilich solche Vollzüge wie dieser: «... mich aufzuopfern, ehe ich aufgeopfert werde.» So in GOETHES «Märchen von der schönen Lilie und der grünen Schlange».

gen er sich selbst entringt, so viel schmälert er ungebärdiges Wachstumsvermögen und Wucherungswulsten auf der Ebene seiner Zellen. *Dann* können sogar Geschwulstherde schrumpfen, wie «nebenbei» und «von allein», dann reduzieren sie ihre *Bös*artigkeit. Nur – wird der Krebspatient auch mitspielen? Unsägliches an Hingabe und Widmung beansprucht er jetzt bereits. Wohl weil er die Sinnwidrigkeit von Gewaltmaßnahmen empfindet?

So wird er also mit von der Partie sein, wofern er Bodengewinn erlebt? *Bis* er das aber spürt, wird er sich gegen «Vorleistungen» sperren – nicht ahnend, daß er bereits Jahrsiebente im Defizit verbringt. Wieviel Geduld und Großmut werden dem Geschwulstmenschen geopfert werden sollen bei diesem Wettlauf mit der Zeit. Denn GREIFEN wird seine Wesenswandlung auf jeden Fall und sofort. Offen bleibt nur, ob er den vollen Erfolg auch noch erlebt. Der Geschwulstpatient ist oft ein leben-geprägter Mensch, und der Rückweg bis zur «ersten verkehrten Abzweigung» meist lang. Wie «klug» aber auch seiner festgefahrenen *Mein*ungen Einwände sich gebärden, *ein* Kompaßwort versagt nie: Wissen ist Macht, Liebe ist *Allmacht*.

Wer sagt es «einfältiger» als ein Großer? Denn nur unverhohlene Einfalt hilft zur Entschiedenheit der Hingabe, und nur Starkmütige haben die Seelengröße dazu; Michael BAUER war der geistige Lehrer Christian MORGENSTERNS; hier sein Gedicht:

«O Gott, an Liebe mach mich überreich,
daß ich dem Brunnen an dem Wege gleich'.
Daß mir das Geben so von Herzen geht,
als wie dem Brunnen, der am Wege steht.
Und daß ich jedem geb', ob bös, ob gut,
wie es der Brunnen an dem Wege tut.
Auch daß ich dienstbereit bei Tag und Nacht,
so wie der Brunnen, der am Wege wacht.
Den Überfluß der Liebe gib in mich,
o Gott, das bitt ich Dich.»

Michael BAUER

Das Motto zu «Therapieschaden und Krebs» hatte gelautet:

Die Schrift ist Ärzten gewidmet, die aus Ehrfurcht Demut wagen;
«Ehrfurcht vor dem, was über mir ist, neben mir, unter mir ist».

GOETHE

Sie bleibt bestehen, unverdrossen bauend auf die Höherentwicklung des Menschen*möglichen.*

# Literatur

## A

1 ABDERHALDEN, E.: «Abwehrfermente», Dresden 1944
2 ADAIR: Surg. Clin. N. America *53:* 313 (1953)
3 ADAMKIEWICZ: «Natur und Gesellschaft», Berlin 1917, Sozialverlag, sowie Wien 1918 und in «Akmon», Aumühle, Bezirk Hamburg, 1957, Ibicaverlag
4 AEBLY: Korrespbl. Schweiz. Ärzte *48:* 829 (1918)
5 «Ärztl. Panorama Sandoz», XI. 1961
6 ALBERTINI: «Histologische Geschwulstdiagnostik», Stuttgart 1955, Thieme
7 AMELDICK: Münch. Med. Wschr. *119:* Nr. 9 (1977)
8 ASKANAZY: Schweiz. Med. Wschr. *61:* 289 (1931)
9 Atomenergiekonferenz Genf 1958, ref. Dtsch. Med. Wschr. *84:* 619 (1959)
10 AUERBACH: Cancer 9 (1956) sowie N. Engld. J. Med. *256:* 97 (1957)
11 AUGUSTIN: Geburtsh. u. Frauenhk. *16:* 1150 (1956)

## B

1 BAECKMANN: zit. b. KUHL
2 BARON, ANGRIST: Arch. Pathol. *22:* 787 (1941)
3 BAUER, K. H.: N. Jur. Wschr. *16:* 369 (1963)
4 – Therapiewoche, ref. Münch. Med. Wschr. *102:* 1829 (1960)
5 – Arch. Klin. Chir. *295:* 54 (1960)
6 – «Das Krebsproblem», 2. Aufl., Berlin 1963, Springer
7 – Münch. Med. Wschr. *102:* 1829 (1960)
8 BECKER: Hippokrates *2:* 231 (1929/30)
9 BIER, A.: zit. b. E. LIEK, «Krebsverbreitung», München 1932
10 BLEULER: «Das autistisch-undisziplinierte Denken in der Medizin und seine Überwindung», Berlin 1927
11 BLOND, K.: Hippokrates *2:* 241 (1929/30)
12 – «The Liver and Cancer», 2. Aufl., Bristol 1961
13 BOCKELMANN: N. Jur. Wschr. *16:* 380 (1963)
14 BODAMER, J.: «Der Mensch ohne Ich», Stuttgart 1958
15 BREHEMER, von: Arch. IFA *4:* 3 (1956)
16 BREITNER: Münch. Med. Wschr. *104:* 118 (1962)
17 BROWN: Lancet 1283 (1955)
18 BRUNNER: 26. VI. 1976: 163. Sitzg. Niederrh.-Westf. Ges. Geb. Gyn.
19 BUDWIG: «Das Fettsyndrom», Freiburg 1972, Hyperion, sowie «Krebs – ein Fettproblem» und «Fette als wahre Hilfe», Freiburg 1972, Hyperion

20 Büchner, F.: Dtsch. Med. Wschr. *85:* 1665 (1960)
21 Buengeler: Bull. Soc. Int. Chir. *16:* 207 (1957)
22 – Zschr. Krebsforsch. *58:* 72 (1951)
23 – Münch. Med. Wschr. *105:* 121 (1963)
24 Busse: Münch. Med. Wschr. *104:* 672 (1962)
25 Butenandt, A.: Bull. Soc. Int. Chir. *16:* 294 (1957)
26 Byrd: Amer. Med. Ass. Arch. Surg. *78:* 85 (1955)


C

1 Celsus: bei Wolff, J.
2 Cheatle: «Tumors of the Breast», London 1933
3 Chiari: Krebsarzt, 1961
4 Cramer: Strahlentherapie *92:* 219 (1953)
5 Crile: Bull. Soc. Int. Chir. *16:* 11 (1957)


D

1 Dahlgren: Radiographica *4:* 87 (1962)
2 Dahnovici, Papilian: Zschr. Inn. Med. *14:* 126 (1959)
3 Denoix: Bull. Soc. Int. Chir. *16:* 52 (1957); Presse Méd. *67:* 15 (1959)
4 – «Treatment Malignant Breast Tumors», Berlin 1970, Springer
5 Derra: ref. Med. Monatsspiegel *4:* 83 (1963)
6 Diddle, Watts: Amer. J. Obstetr. Gynec. *84:* 745 (1962)
7 Dietel, Focken: Geburtsh. u. Frauenhk. *15:* 593 (1955)
8 Domagk: Krebsarzt *15:* 235 (1960)
9 Douglas: Med. J. Australia *44:* 536 (1957)
10 Druckrey: Münch. Med. Wschr. *103:* 105 (1961)
11 Ducuing: Bull. Soc. Int. Chir. *16:* 103 (1957)
12 Dunbar: «Emotions and bodily Changes», 4. Aufl., New York 1954
13 Durrant: Lancet 715 (1971/I)


E

1 Eichelter: Wien. Klin. Wschr. *107:* 979 (1957)
2 Emrich, Keiderling: Dtsch. Med. Wschr. *88:* 515 (1963)
3 Enderlein: ref. Erfahr.hk. *6:* 2 (1957)
4 Ewing: «Neoplastic Diseases», Philadelphia 1919


F

1 Fallopio: bei Wolff, J.
2 Feinblatt: «Fitzgerald-Bericht» in The Defender, VIII. 1953
3 Felix: Arch. Klin. Chir. *295:* 351 (1960)
4 Finn: Surg. Clin. N. America *33:* 549 (1953)
5 Fischer-Wasels: bei Zabel, «Ganzheitsbehandlung d. Geschwulsterkrankungen»,
Stuttgart 1953

6 FISCHER, W.: «Probl. d. Geschwulstforsch.», Abh. Dtsch. Akad. Wiss. (1954)
7 – Med. Klin. *53:* 1429 (1957)
8 – in LEIBER, «Der menschliche Lymphknoten», München 1961, Urban & Schwarzenberg
9 FLEISCHHACKER: ref. Ärztl. Praxis, 16. III. 1963
10 FOCKEN, FRANZ: Geburtsh. u. Frauenhk. *16:* 780 (1956)
11 FOLKERT: Der Spiegel, 22. VIII. 1961
12 FRANKS: in RAVEN, «Cancer», Bd. 2, London 1958, Butterworth
13 FREUDENBERG: N. Jur. Wschr. *16:* 373 (1963)
14 – Mitt.dienst Ges. Bekämpf. Krebskr. Nordrh.-Westf. (V. 1963)
15 FREUND: Hippokrates *2:* 251 (1929/30)
16 FRICK: Surg. Gyn. Obstetr. *111:* 493 (1960)
17 FUCHS: Ärztl. Praxis *13:* 1356 (1961)
18 FURTH: Cancer Res. *16:* 5 (1956)

G

1 GALVIN, JONES, TELINDE: J. Amer. Med. Ass. *149:* 744 (1952)
2 GANSAU, NEVINY, STICKEL: Ärztl. Wschr. *12:* 1060 (1957)
3 GASCHLER: Hippokrates *28:* 670 (1957)
4 GEBSER, J.: «Ursprung und Gegenwart», Schaffhausen, Novalis Verlag
5 GEISSENDÖRFER: Arch. Klin. Chir. *294:* 450 (1960)
6 – Bull. Soc. Int. Chir. *16:* 506 (1957)
7 GELLER: Med. Klin. *53:* 1784 (1958)
8 GERLICH: ref. Ärztl. Mitt., 2. III. 1963
9 GERSON, M.: «Eine Krebstherapie», Freiburg 1961, Hyperionverlag
10 GERSTENBERG, KROKOWSKI: Ärztl. Praxis, 9. XI. 1963, sowie HELLER, South. Med. J. *48:* 520 (1955)
11 GLAUNER: bei JANKOWSKY
12 GOECKE: Münch. Med. Wschr. *103:* 1381 (1961)
13 GORDON: Ann. NY. Acad. Sc. *78:* 78 (1959)
14 GOTHE: Erfhlk. *10:* 1 (1961)
15 GOTTRON: Dtsch. Med. Wschr. *79:* 1250, 1331 (1954)
16 GRAFFI, BIELKA: «Probl. d. exp. Krebsforsch.», Leipzig 1959, Geest
17 GREEN, H. N.: Brit. Med. J. 1374 (1954)
18 GROSSE: Münch. Med. Wschr. *98:* 1773 (1956)
19 GRUNDMANN, HILLEMANNS: Verh. Dtsch. Ges. Pathol. 261 (1960)
20 GRUNDMANN: DÄ, 460 (1972)
21 GUMMEL, WILDNER: Chirurg *29:* 14 (1958)

H

1 HAAGENSEN: Ann. Surg. *149:* 1949 (1959)
2 HACKETHAL, J.: «Auf Messers Schneide», Hamburg 1976, Rowohlt, sowie «Nachoperation», München 1977, Molden

3 HACKMANN: Mitt. Bekämpf. Krebskr. Nordrh.-Westf., 10. IV. 1963
4 HAMPERL: Klin. Wschr. *19:* 929 (1940)
5 – Münch. Med. Wschr. *98:* 1737 (1956)
6 – Arch. Klin. Chir. *295:* 22 (1960)
7 – Arch. Klin. Chir. *293:* 101 (1959)
8 HAMPERL, KAUFMANN, OBER: Arch. Gynaec. *184:* 181 (1953/54)
9 HARBERS, E.: Dtsch. Med. Wschr. *85:* 2309 (1960)
10 – Dtsch. Med. Wschr. *87:* 1395 (1962)
11 HARTL: in LAMPERT, SELAWRY, «Körpereigene Abwehr und bösartige Geschwülste», Ulm 1957, Haug
12 HARTMANN, O. J.: «Der Mensch als Selbstgestalter seines Schicksals», 7. Aufl.,
Frankfurt/M. 1961, Klostermann
13 – «Dynamische Morphologie», 2. Aufl., Frankfurt/M. 1959, Klostermann
14 HAUSCHKA, R.: «Substanzlehre», Frankfurt/M. 1966, Klostermann
15 HEITAN, H.: D. Ärztl. Labor *5:* 54 (1959)
16 HELLER: South. Med. J. *48:* 520 (1955) sowie GERSTENBERG, KROKOWSKY, Ärztl.
Praxis, 9. XI. 1963
17 HENSCHEN: Schweiz. Med. Wschr. *61:* 441 (1931)
18 HESSE, Hermann: «Glasperlenspiel», Berlin 1946, Suhrkamp
19 HERBERGER: «Beh. u. Pflege inop. Geschwulstkranker», Dresden/Leipzig 1960,
sowie Psychosom. Med. 9, H. 4 (1963)
20 HILLEMANNS: Geburtsh. u. Frauenhk. *16:* 1149 (1956)
21 HINSBERG, K.: «Reaktionen zur Frühdiagnose von Krebserkrankungen», Opladen
1958
22 HOFF: Ärztl. Mitt. 13 (1954)
23 HOLDER: Ärztl. Praxis *13:* 493 (1961)
24 HOLDERS: Münch. Med. Wschr. *103:* 147 (1961)
25 HOLTHUSEN: bei JANKOWSKY
26 HORSFALL: ref. Spectrum *6:* 3, 56 (1963)
27 HUXLEY: «Krebs in biologischer Sicht», Stuttgart 1960, Thieme

I
1 ISSELS, J.: «Mehr Heilungen von Krebs», Bad Homburg 1972, Helfer/Schwabe

J
1 JANKOWSKY: «Krebs und Bioelektrizität», Ulm 1955, Haug
2 JORES, A.: «Vom kranken Menschen», Stuttgart 1960
3 JUNGHANNS: Münch. Med. Wschr. *104:* 1213 (1962)

K
1 KAELIN, W.: «Krebsfrühdiagnose», Frankfurt/M. 1956, Klostermann
2 KALLENBACH: Arch. Klin. Chir. *300:* 437 (1962)

3 KAUFMANN, HAMPERL, OBERS: Arch. Gynaec. *184*: 267 (1953/54)

4 KIPP, F. A.: «Höherentwicklung des Menschen», Stuttgart 1948

5 KIRSCHBAUM: in NOWINSKI, «Fundamental Aspects of normal and malignant Growth», Amsterdam/London/New York/Princetown 1960, Elsevier

6 KLEIBEL: Strahlentherapie 2 (1962)

7 KLOPP: ref. Spectrum *6*: 3, 51 (1963)

8 KLUGMANN: Med. Welt *42*: 2166 (1961)

9 KOEHN: Münch. Med. Wschr. *99*: 132 (1957)

10 KOELSCHE: Proc. Meet. Mayo-Clinic *8*: 219 (1962)

11 KOLLER: N. Jur.-Wschr. *16*: 381 (1963)

12 KONDRATYEVA: Krebskongr. Moskau 1952, Medgiz

13 KOTTMEIER: bei DOUGLAS-FINN, Surg. Clin. N. America *33*: 541 (1953)

14 KOUSMINE, MEYER: Int. J. Vitalstoffe *15*: 138 (1959)

15 KRETZ, J.: bei EICHELTER

16 – bei ZABEL, «Ganzheitsbehandlung d. Geschwulsterkrankungen», Stuttgart 1953

17 KRICKE: Münch. Med. Wschr. *105*: 852 (1963)

18 KRIEGEL: Med. Klin. *55*: 1833 (1960)

19 KROKOWSKI: 58. Dtsch. Röntgenkongr., V. 1977

20 KRONE: Dtsch. Med. Wschr. *87*: 340 (1962)

21 KUEMMERLE: «Nebenwirkungen», Stuttgart 1963, Thieme

22 KUHL: «Dichtung und Wahrheit auf dem Krebsgebiet», 4. Aufl., Newtonmount-kennedy, Wicklow, Irland 1963, Kilquade House


L

1 LAQUA: Arch. Klin. Chir. *294*: 552 (1960)

2 LAUDA: Wien. Klin. Wschr. 24 (1962)

3 – «Lehrb. Inn. Med.», Wien 1949/51, Springer

4 LEES, T. W.: Acta Radiol. Suppl. 130, Stockholm 1956

5 LEHRS, E.: «Mensch und Materie», Frankfurt/M. 1966, Klostermann

6 LERICHE: «Cancerologie», Paris 1948, Maloine

7 LIMBURG: Med. Welt, 18. V. 1963

8 LOECKLE, W. E.: Vortr. Brückenau (1963), Velden (1962), Kreuznach (1961)

9 – «Mundverdauung und Krebsvorsorge», Frankfurt/M. 1961, Klostermann; erw. Neuaufl. u. d. Titel:

10 – «Bewußte Ernährung und gesundende Lebensführung», 5. Aufl., Schaffhausen 1978, Novalis Verlag

11 – «Krebsbehandlung mit oder ohne Skalpell», Cesrasäule *8*: 217 (1961)

12 – «Therapieschaden und Krebs», Ulm 1964, Haug

13 – «Baumstumpf im Paradies u. Physis heute», in Die Drei *46*: 197 (1976)

14 – «Das Frankfurter Paradiesgärtlein als Meditationsbild», 2. Aufl., Freiburg 1976, Verlag Die Kommenden

15 – «Krebsstatistik und Histologie», Hippokrates, 15. VI. 1958

16 – «Krebs, Geschichte der Enttäuschungen», Hippokrates, 31. X. 1959
17 – «Krebsoperation oder nicht?», Hippokrates, 15. VI. 1960
18 – «Frühdiagnostik und operative Krebsheilung», Int. J. Vitalstoffe 5: 117 (1960)
19 – «Ist Frühkrebsheilung stets Krebsheilung?», Krebsarzt 15: 359 (1960)
20 – «Krebsgeschwulst als notwendiges Symptom», Heilkunde-Heilwege 11: 26 (1961)
21 – «Seelisch-geistige Faktoren bei Krebs», Krebsarzt 16: 207 (1961)
22 – «Mistelbehandlung bei Krebs ohne heroische Maßnahmen», Heilkunde-Heilwege 11: 30 (1961)
23 – «Krebs und Krebsgespenst», Die Kommenden 15: H. 17 und 18 (1961)
24 – «Grenzen der Mikrodiagnostik», Krebsarzt 16: 446 (1961)
25 – «Krebstherapie als Rechtsfrage», Neue Jur. Wschr. 15: 1750 (1962)
26 – «Lymphtherapie und Krebsprophylaxe», Cesrasäule 10: H. 3/4 (1963)
27 – «Krebs aus Stoffwechselschwäche», Thorraduran-Therapie 34: H. 9/10 (1963)
28 – «Das Massenexperiment am krebskranken Menschen», Die Kommenden, 25. VI. 1964
29 – «Krebskrankheit und Schicksalsgestaltung», Die Kommenden, 25. V. 1965
30 – «Krebs – der Anfang beim Individuum», Natürliche Heilweisen, H. 7 (1965)
31 – «Krebsblut und Krebszelle», Thorraduran-Therapie 36: H. 11/12 (1965)
32 – «Evolutionstherapie», Gewinne Dein Leben neu 23: H. 5 (1976)
33 – «Früherkennung oder Vorbeugung – was ist von Wert?», Wendepunkt 54: H. 10 (1977)
34 LOEFFLER, A. F.: bei WOLFF, J.
35 LUKAC: in DEQUERVAIN, «Sammelstatistik», Bern 1930, Huber
36 LUKOWSKY: Ärztl. Mitt., 30. III. 1963


M
1 MAISIN: Krebskongreß Moskau 1962, Medgiz
2 MANGER-KOENIG: Hess. Ärztebl. 23: 111 (1962)
3 MANSTEIN: Internat. J. Vitalstoffe 3: 20 (1958)
4 MARQUARDT, SCHUBERT: «Die Strahlengefährdung des Menschen durch Atomenergie», Hamburg 1959, Rowohlt
5 MARTIUS: Dtsch. Med. Wschr. 86: 888 (1961)
6 MAURER: Chirurgenkongreß 1960
7 – Arch. Klin. Chir. 295: 91 (1960)
8 MAYER: Wiener Klin. Wschr. 72: 129 (1960)
9 Mayo-Clinic: ref. Ärztl. Praxis, 22. IX. 1962
10 MIDER, G. B.: Bull. Soc. Int. Chir. 16: 386 (1957)
11 MIKULICZ-RADECKI: Münch. Med. Wschr. 104: 1235 (1962)
12 MITTMANN: bei BUDWIG
13 MONDEVILLE, H. de: bei WOLFF, J.
14 MOORE: Der Spiegel, 2. VIII. 1961

15 Moor, Stitte: Selecta, 17. IV. 1972
16 Muehlebacher: Münch. Med. Wschr. *104:* 468 (1962)
17 Mueller, Erich: Dtsch. Med. Wschr. *87:* 2057 (1962)
18 Muth: ref. Münch. Med. Wschr. *99:* 939 (1957)

N
1 Neumeister: Med. Klin. *58:* 842 (1963)
2 Nissen: Dtsch. Med. Wschr. *82:* 1817 (1957)
3 – Vortrag Worms, 1. V. 1960, Mittelrh. Ges. Gebh. Gyn.
4 Nitsche: ref. Dtsch. Med. Wschr. *81:* 718 (1956)

O
1 Oelssner: Med. Klin. *55:* 1819 (1960)
2 Oeser, H.: Erlangen-Ber. 1949
3 – «Krebsbekämpfung, Hoffnung u. Realität», Stuttgart 1974, Thieme
4 Ott, Frey: Arch. Klin. Chir. *295:* 971 (1960)

P
1 Park, Lees: Surg. Gyn. Obstetr. *93:* 129 (1951)
2 Peller: Medizinische 768 (1955)
3 – Acta Unio Int. Canc., Bruxelles, *11:* 292 (1955)
4 – Neue Jur. Wschr. 1655 (1963)
5 Pelmer: Amer. Geriatric. Soc. *5:* 512 (1957)
6 Peyrilhe, B.: bei Wolff, J.
7 Pfeiffer: bei Bessenich, «Empfindliche Kristallisation», Dornach 1960
8 Pfeiffer: Ärztl. Prax. *13:* 1145 (1962)
9 Podiumgespräch Hess. Ärztebl. *23:* 347 (1962)
10 Poppelbaum, Hermann: «Im Kampf um ein neues Bewußtsein», Freiburg i. Br. 1948, Novalis Verlag
11 – «Mensch und Tier», 6. Aufl., Dornach 1956, sowie «Tierwesenkunde», 2. Aufl., Dornach 1954, P. A. Verlag

R
1 Rehn: Zschr. Krebsforsch. *50:* 15 (1940)
2 Reifferscheidt, Breuer: Spectrum *4:* 113 (1960)
3 Reinwein: Dtsch. Med. Wschr. *81:* 562 (1956)
4 Reitter: Arch. Klin. Chir. *295:* 943 (1960)
5 Rhine: «Die Reichweite des menschlichen Geistes», Suttgart 1950, DVA
6 Richter, Gottfried: «Ideen z. Kunstgesch.», 6. Aufl., Suttgart 1976, Urachhaus
7 «Richtlinien f. d. Hilfe f. Krebskranke», Staatsanzeiger f. d. Land Hessen, 19. III. 1962
8 Rieder: bei Dequervain, «Sammelstatistik ü. d. Brustkrebs», Bern 1930

9 RIES: Gynäkologenkongreß Genf 1954, ref. Münch. Med. Wschr. *104:* 118 (1962)
10 – Vortrag Salzburg, 21. III. 1962
11 ROTHAUGE: Prax. Kur., 16. V. 1973


S

1 SANDRITTER: in LINKE, «Früherkennung des Krebses», Stuttgart 1962, Schattauer
2 SALZBORN, E.: «Ist der inoperable Krebs immer unheilbar?», 2. Aufl., Suttgart 1942
3 SCHAER: «Verbesserung d. Krebsheilungsresultate», Zürich 1922, Energie
4 – «Mehr Krebsheilungen», Zürich 1927, Energie
5 SCHELLER: Erfahrungsheilkunde *10:* 131 (1961)
6 – «Neues z. Krebslehre», Heidelberg 1972, Fischer
7 SCHILLER: Amer. J. Obstetr. *65:* 1088 (1953)
8 SCHLEGEL: Hippokrates 3 (1950)
9 SCHLESINGER: J. Amer. Med. Ass. *110:* 1638 (1938)
10 SCHMELCHER: Dtsch. Med. Wschr. *86:* 1313 (1961)
11 SCHMIDT, F.: «Krebs, Virus und Induktor», Berlin 1960, Akademieverlag
12 SCHMITT, G.: zit. b. OESER
13 SCHOEN: ref. Ärztl. Praxis, 9. III. 1963
14 SCHREIBER: Dtsch. Med. Wschr. *88:* 945 (1963)
15 SCHROEDTER: «Präsenzwirkung», Ulm 1959, Haug
16 SCHUBERTH: Erf.hlk. *10:* 259 (1961)
17 SCHUEMMELFELDER: Mitt. Ges. Bekämpf. Krebskr. Nordrh.-Westf. *2:* 7 (1962)
18 SCHULTEN, H.: «Der Arzt», Stuttgart 1960
19 – Der Spiegel, 2. VIII. 1961
20 SEELICH, F.: Bull. Soc. Int. Chir. *16:* 439 (1957)
21 SELAWRY, A. u. O.: «Kupferchloridkristallisation», Stuttgart 1967, Fischer, sowie «Blutkristallisation als Richtungsdiagnose», Stuttgart 1970
22 SEGOND: ref. b. LERICHE
23 SHIMKIN: Amer. Int. Med. *45:* 255 (1956)
24 – Cancer *20:* 1039 (1967)
25 SIEGMUND: bei ZABEL, «Ganzheitsbehandlung»
26 SIEWEKE: «Antroph. Med.», Dornach 1959, Phil. Anthr. Verl.
27 SIMPSON: Cancer *10:* 42 (1957)
28 SKIBBE, ZIMMERMANN: Med. Welt *20:* 1037 (1971)
29 SMYNE: ref. b. LERICHE
30 SPECHTER: Med. Welt 893 (1963)
31 STEINER, R.: Vortrag Hamburg, 26. V. 1910
32 – Vorträge Berlin, 25. V. 1905; London, 7./8./9. X. 1920 und 12./16./19. XI. 1922; Den Haag, 16. XI. 1923, sowie «Geisteswiss. u. Med.», Basel 1937, Zbinden
33 STEWART: Lancet 447 (1956)
34 STOLL, ECKERLE: Arch. Geschwulstforsch. *11:* 89 (1957)

35 STUCKE: Arch. Klin. Chir. *295:* 351 (1960)
36 STUEPER: Geburtsh. u. Frauenhk. *15:* 606 (1955)
37 SÜSSKINZEL: Selecta, 10. IV. 1972
38 SUGANO: Med. Trib., 26. V. 1972
39 SUTHERLAND: «Cancer, the significance of delay», London 1960, Butterworth

T
1 THIERSCH: «Der Epithelkrebs», Leipzig 1865
2 TOOLAN: Sloan Kettering Inst. f. Cancer Res., New York
3 TYROLF: Landgericht Hamburg, Gr. Strafk. 10-(40)-22/60

U
1 UEBEL: Phys. Med. Rehab. *10:* 176 (1969)

V
1 VELPEAU: bei J. WOLFF
2 VERTESI: «Handschrift und Eigenart des Krebsgefährdeten», Budapest 1938
3 VIETEN: Dtsch. Med. Wschr. *86:* 1585 (1961)
4 VOSSSCHULTE: Der Spiegel, 2. VIII. 1961

W
1 WARBURG: Vortrag Frankfurt/M., 25. II. 1956
2 WARTMANN: Acta Unio Intern. Canc., Bruxelles, *16:* 329 (1960)
3 WEBER, K.: Strahlentherapie *108:* 276 (1959)
4 WIDOW: Arch. Klin. Chir. *285:* 611 (1957) und Chirurg *31:* 451 (1960)
5 WILLIS: «Pathol. of Tumors», 2. Aufl., London 1953, Butterworth
6 WILSON, ASPER: Amer. Med. Ass. Arch. Int. Med. *105:* 244 (1960)
7 WILSON: Acta Unio Int. Canc., Bruxelles, *16:* 33 (1960)
8 WINDSTOSSER, K.: «Summationsdiagnostik auf Karzinom», Heidelberg 1974, Fischer
9 WITTE: Gutachten f. Verw.ger. Hannover, 1. VIII. 1960
10 WITTING: Med. heute 12 (1953)
11 WOLFF, J.: «D. Lehre v. d. Krebskrankheiten v. d. ältesten Zeiten bis zur Gegenwart», Bd. I–IV, Jena 1907–1928
12 WOLFF, O. (Hrsg.): «D. Mistel i. d. Krebsbeh.», Frankfurt/M. 1975, Klostermann

Z
1 ZABEL, Werner: «D. interne Krebsther. u. d. Ernährung d. Krebskr.», 4. Aufl., Zürich 1974, Bircher-Benner-Verlag, sowie «Ganzheitsbehandlung der Geschwulstkrankheiten», Stuttgart 1953, Hippokrates-Verlag
2 ZACHERL: Wiener Klin. Wschr. *107:* 32 (1957)
3 ZDANSKY: Dtsch. Med. Wschr. *86:* 1289 (1961)
4 ZIMINA: Krebskongreß Moskau, 22.–28. VII. 1962
5 ZINSSER: Selecta, 29. I. 1973

# Glossarium, Fremdwortverzeichnis

Wozu ein Glossarium mit Erklärungsversuchen? Käme man nicht besser ganz ohne Fremdworte zurecht? Man könnte sie vermeiden oder weiter verringern, doch um den Preis von viel mehr Worten im Text. Vor allem würde die Eindeutigkeit leiden, die Mathematiker sagen Eineindeutigkeit. Man kann sich das in der Botanik verdeutlichen: Ein und dieselbe Pflanze trägt recht verschiedene Namen in unterschiedlichen Gegenden des gleichen Landes und Sprachraumes; eindeutig ist nur, und zwar international, die botanische (lateinische) Bezeichnung. Auch kann im Zitat nicht jedes Fremdwort übersetzt werden, ohne den Sinn zu gefährden.

*Aerobionten* (grch.): Organismen, die mit sauerstoffhaltigem Medium leben, Sauerstoff einatmen, den Energiebedarf durch Oxydation decken. *Anaerobionten* können ganz oder zeitweilig ohne freien Sauerstoff leben, so viele Pflanzen und Bakterien, auch einige Darmparasiten.

*Analyse* (grch.): Zergliederung, auch Untersuchung, Beurteilung.

*Akribie* (grch.): Genauigkeit, Gründlichkeit.

*Autonom* (grch.): nach eigenen Gesetzen lebend, selbständig, aus inneren Ursachen geschehen, ohne äußere Reize. Autonomiegrad: Ausmaß der Verselbständigung (einer Zelle gegenüber dem Ganzen des Organismus). Bei Krebs – und «Krebsauslösern» – etwas widersprüchlich so gebraucht.

*Autopsie* (grch.): Leichenschau, Sektion.

*Biochemie* (grch.): Lehre von Zusammensetzung und Zusammenwirken der Stoffe, die an Aufbau und Stoffwechsel der Lebewesen beteiligt sind, z.B. an Atmung, Verdauung, Absonderungen.

*Biomechanik*: aus *bios* (grch.) Leben und *mechane* (grch.) Werkzeug, wörtlich mechanische Lebensbeeinflussung. Beispiel Chirurgie (verwechselt gewöhnlich den Heilungsvorgang mit grober, wiewohl gekonnter Körperverletzung; gut charakterisiert durch das GOETHE-Wort «und was Natur und Zeit getan, das sieht der Wicht als seine Leistung an»).

*Biopsie* (grch.): Probeexcision, mikroskopische Gewebsuntersuchung vom Lebenden.

*Cancer* (grch.): Krebs, s. Karzinom.

*Cancerisierung*: Verkrebsung; cancerogen, auch carcinogen, wie onkogen: krebsauslösend, -begünstigend.

*Carcinogenese*: Krebsentstehung, Krebsauslösung, Krebsentwicklung.

*Carcinom*: s. Karzinom, häufigste Krebsart.

*Carcinophobie* (grch.): Krebsangst.

*Cella* (lat.): Hohlraum, Zelle; cellulär, zellig. Baubestandteil der Lebewesen. Zellprinzip: Tendenz, immer wieder sich selbst hervorzubringen mit hoher Regenerationsrate, doch ohne Veränderung, Differenzierung, Spezialisierung; entgegengesetzt dem Formimpuls.

*cet. par.* (ceteris paribus): unter sonst gleichen Bedingungen.

*Chirurgicos* (grch.): mit der Hand arbeitend.

*Chromosomen* (grch.): Kernschleifen der Zelle, u.a. Träger der Gene (Erbanlagen).

*Chylus* (grch.): Saft, Milchsaft, die Flüssigkeit der Lymphgefäße des Dünndarms nach der Nahrungsaufnahme, gelangt durch den Milchbrustgang in das venöse Blut; mit ihm in die rechte Herzkammer und daher also zuerst zur Lunge.

*Cytologie* (grch.): Zellenlehre über Gestalt, Bau, Lebenserscheinungen der Zelle, besonders im Gewebsverband.

*Cytoplasma:* Zellplasma, das eiweißhaltige Substanzgemisch der Zellen aller Lebewesen, im Unterschied zum Zell-kern-plasma.

*Cytostatica* (grch.): Wirkstoffe, die das Wachstum bestimmter Zellen spezifisch hemmen sollen, meist synthetisiert.


*Dechiffrieren:* entziffern, enträtseln, Geheimschrift richtig deuten.

*Deconcertant* (frz.): etwa miß-stimmig.

*De facto:* der Tat nach, in Wirklichkeit.

*Definieren* (lat.): abgrenzen, das Wesen des Gegenstandes eines Begriffes festlegen.

*Degenerieren* (lat.): entarten, abnorm ausbilden, rückbilden. Degeneration, Minderwertigkeit von Geweben, Organen, Zellen, z.B. im Hinblick auf ihre Leistungen für den Gesamtorganismus; Störung der Lebenstätigkeit.

*Destruktion* (lat.): Zerstörung, Zersetzung. Destruierendes Wachstum bei Krebs, auch Nachbargewebe befallend *und* sich selbst die Lebensbasis untergrabend.

*Detaillieren* (frz.): die Einzelheiten eingehend erörtern.

*Determinieren* (lat.): bestimmen, in der Entwicklungsphysiologie auch herausbilden, differenzieren, sichtbar machen; entscheiden.

*Diät* (grch.): Lebensführung; Ernährungsweise, auch -änderung, um Heilwirkungen zu erreichen.

*Diagnose* (grch.): Unterscheidung, besonders einer Krankheit, um darauf das treffliche Heilverfahren zu gründen, so nach Entstehungsweise, Ursachen, Erscheinungen, Bedeutung, Vorgeschichte und anderem.

*Diffusion* (lat.): gegenseitige Durchdringung von Flüssigkeiten, Gasen, auch durch mehr oder weniger durchlässige Grenzflächen.

*Diskrepant* (lat.): mißhellig, nicht übereinstimmend, zwiespältig.

*Dissimulation* (lat.): Verheimlichung, Verharmlosung, Bagatellisierung im Gegensatz zu *Simulation* (lat.): bewußte Vortäuschung, Übertreibung.

*Distinkt* (lat.): unterschieden, deutlich verständlich.

*Divergent* (lat.): auseinanderlaufend.

*Empirie* (grch.): empirisch, auf Beobachtung, Erfahrung, Experiment gründend.

*Endothel* (grch.): das feine zarte Oberhäutchen auf der Innenfläche von Lymph- und Blutgefäßen (und -kapillaren), serösen Höhlen.

*Entdifferenzierung* (lat. Kunstwort): Rückentwicklung eines bereits differenzierten Gewebes zu einem embryonalen oder doch mehr plastischen Zustand (Metaplasie).

*Enzyme* (grch.): Fermente, besondere Eiweißstoffe, gleich anorganischen Katalysatoren reaktionsbeschleunigend, meist in kolloidaler Lösung für Aufbau und Umlagerung, auch Zergliederung.

*Epithel* (grch.): gefäßreiches Gewebe, das äußere Oberflächen und innere Hohlräume überkleidet.

*Evident* (lat.): unmittelbar einleuchtend, augenscheinlich.

*Ex juvantibus*: etwa nachträglicher Beweis aus dem Erfolg.

*Extraperitoneal* (grch./lat.): außerhalb der Bauchhöhle, außerhalb des Bauchfelles.

*Fazit* (lat.): etwa Ergebnis, Gesamteindruck, Zusammenfassung.

*Fibrom* (lat.): Fasergeschwulst, vorwiegend aus Bindegewebe.

*Figurieren* (lat.): darstellen, eine Rolle spielen.

*Fiktion*: erdichtete Annahme; sie muß im Laufe des Erkenntnisprozesses oft wieder ausgeschieden werden; davon *fiktiv*.

*Florid* (lat.): blühend, stark ausgeprägt.

*Formimpuls,* -kräfte, -prozesse: auch an der Zellgestalt wird ablesbar, daß Bildekräfte, Gestaltungskräfte aus dem Ganzen unseres, vielfältig gegliederten, Organismus den Zellen spezielle, differenzierte Funktionen und Leistungen abringen auf Kosten der Zellvitalität und ihrer bloßen Multiplikation des ewig Gleichen.

*Genetische Information* (grch. gignesthai erzeugen): die Entstehung betreffend, über Gene, Erbanalgen, Erbfaktoren. Zwischen zwei zeitlich getrennten Zuständen besteht die Beziehung der Gen-Identität, wenn man sich die «Weitergabe» einheitlicher Funktion an Nachfolgezellen so vorstellt.

*Glosse* (grch./lat.): erklärungsbedürftiger Ausdruck, knappe Meinungsäußerung, Randbemerkung (Ursprung der Lexikographie).

*Hierarchie* (byzant.): «Heilige Herrschaft», Rangordnung.

*Histochemisch*: den Gewebsstoffwechsel betreffend.

*Histologie* (grch. Kunstwort): Gewebelehre über den zellularen Feinbau der organischen belebten Strukturen und seine krankhaften Abweichungen, vgl. Morphologie.

*Humanität* (lat.): das voll entfaltete edle Menschentum.

*Hypnose* (grch. Schlaf): Bewußtseinseinengung mit Dämpfung von Selbstkritik und rationalen Hemmungen.

*Hypothese* (grch.): Unterstellung, Annahme.

*Iatrogen* (grch.): vom Arzt ausgehend, durch den Arzt bewirkt, verursacht.

*Identität* (lat.): Nämlichkeit, Einerleiheit, sich selber gleich; hier besonders auch im Sinn von Gemäßheit, Richtigkeit, Gesundheit, Normalität; im Gegensatz etwa zu fehlerhaften, krank gebauten Körperstoffen, z.B. Eiweißbausteinen. Solche wären dann also nicht diesem Menschen gemäß oder nicht für dieses Organ geeignet, würden daher Störung oder Krankheit bedeuten, ja herbeiführen.

*Implantation* (lat. Kunstwort): Einpflanzung, Einpfropfung von arteigenem oder artfremdem Gewebe in den Körper. So glaubt man auch, daß Krebszellen auf dem Blut- oder Lymphweg abgesiedelt werden und sich einpflanzen können, um so Metastasen zu bilden, Tochtergeschwülste.

*Implizit:* eingeschlossen, mitenthaltend.

*Imponderabilien* (nlat.): Unwägbarkeiten, Tatsachen und Umstände von unbestimmter Wirkung.

*Indikation* (lat.): etwa Erfordernis. Indikator «Anzeiger», auch Erkennungsmerkmal. Indiziert: angezeigt, erforderlich.

*Infiltration* (nlat.): Eindringen, Einsickern, Einlagerung fremdartiger Gewebselemente.

*Infinitesimal* (lat. Infinitum, das Unbegrenzte, Unendliche): hier besonders das unendlich Kleine.

*Informieren* (lat.): unterweisen, in Kenntnis setzen. Dem Ursprung nach doppeldeutig: hineinformen *und* ver-un-formen. Vgl. auch genetische Information.

*Inhärent* (lat. anhaftend): Verknüpfung einer Eigenschaft mit dem Ding, zu dem sie gehört.

*Integrität* (lat.): Unversehrtheit.

*Intensität* (lat.): Eindringlichkeit, auch Steigerungskraft.

*Interpretation* (lat.): Texterklärung.

*Intervention* (lat.): Einmischung.

*Introvertiert* (lat.): nach innen gewandt.

*Irrealitätskoeffizient:* irreal, nicht wirklich; Koeffizienten: Faktoren, Mitwirkende; also etwa Verunsicherungsfaktor.

*Irreversibel* (lat.): nicht umkehrbar.

*Isotope* (grch. Kunstwort): Abart eines chemischen Elementes chemisch gleichen, doch physikalisch unterschiedlichen Verhaltens.

*Invasives* Wachstum (Invasion, lat. Einfall), infiltrierend: für die Krebsgeschwulst kennzeichnend mit Wucherung über die Epithelleiste hinaus in das benachbarte Bindegewebe.


*Kachexie* (grch.): «schlechtes Befinden», Kräfteverfall, Säfteentmischung, Abzehrung, Endstadium.

*Karma, Karmagesetz:* gleichsam, in erster Annäherung: Naturgesetz von Ursache und Wirkung, übertragen auf das Geistige, ohne daß der freie Wille des Menschen dadurch beschränkt wäre; auch etwa Soll- und Habenkonto im Schicksalsbuch; Zurückschlagen einer Wirkung auf den Verursacher. Wesentlich eigene Mit-

gestaltung statt nur «blinden» Schicksals; nicht ohne Reinkarnation in wieder-
holten Erdenleben zu verstehen; wirksam aus dem Unterbewußtsein heraus;
nicht was wir gemeiniglich oft «Zufall» nennen, sondern das «eigen»tlich Zu-
ge-fall-ene, Gemäße.

*Karzinom* (grch. Krebs): bösartige epitheliale Geschwulst mit raschem destruieren-
dem, infiltrativem Wachstum, wobei Metastasen gesetzt werden; häufigste Krebs-
form, dann ungenau verwendet für alle Krebsarten.

*Katexochen* (grch.): vorzugsweise, hervorragend.

*Kolposkop* (grch. Kunstwort): Gerät zur eingehenden Betrachtung (und Krebsfährtensuche) besonders der Muttermundsgegend.

*Kompetent* (lat.): zuständig, befugt.

*Korrelation* (lat.): wechselseitige Beziehung, Zusammenwirken, Wechselwirkung.

*Krebs* s. Karzinom, Carcinom.

*Kriterium* (grch./lat.): Kennzeichen, Unterscheidungsmerkmal, besonders für wahr
und falsch.

*Lokalisieren* (lat.): örtlich beschränken, einkreisen, die Ausbreitung einer Krankheit
verhindern, niederschlagen an einer Stelle; auch örtlich in Erscheinung treten.

*Lymphoblasten:* Stammzellen wichtiger weißer Blutkörperchen, bestimmter Lym-
phozyten, Komponenten der Abwehrkraft.

*Malignität* (lat.): Bösartigkeit.

*Matrize* (lat. Matrix, Stammmutter): im Sinne von Bauplan für die molekulare Gliederung von Körperstoffen, insbesondere Eiweißbausteinen.

*Metamorphose* (grch.): Gestaltwandel, jede Wandlung, verwandelnde Entwicklung
(vergleiche besonders GOETHES «Metamorphose der Pflanze»).

*Metastase* (grch. Versetzung): weiterer Krankheitsherd; oft zu Unrecht vorgestellt
als Absiedlung, Tochtergeschwulst, Verschleppung, Verlagerung, da oft Zweit-
und Drittentstehung des gleichen Krankheitsvorganges an weiteren Orten; so
z.B. ersatzweise und wie als weiteres Notventil nach gewaltsamer Entfernung
des ersten Punktes von Geschwulstkristallisation, -implantation, -lokalisation.

*Mikromorphologie* (grch.): die Feinstruktur betreffend, wie Histologie.

*Mitochondrien:* für den Zellstoffwechsel maßgebende Eiweißgrundbausteine vieler
Zellen; Zellorganellen.

*Mitose* (grch.): Form der Kernteilung bei der Zellvermehrung.

*Morphologie* (grch. Kunstwort): Lehre von Bau und Gestalt der Lebewesen und
ihrer Organe. Vgl. Histologie.

*Multipel* (frz.): vielfältig, vielfach, mehrfach statt solitär.

*Mutation* (lat. Veränderung): Erbänderung aus äußerer oder unbekannter innerer
Veranlassung.

*Nekrose:* örtlicher Gewebstod, Absterben von Organen, Geweben.

*Noninvasiv:* im Gegensatz zu invasiv: nicht grenzüberschreitend.

*Noxe* (lat.): Schädlichkeit, Krankheitsursache.

*Okkult* (lat.): verborgen.

*Ominös:* von omen (lat.) Vorbedeutung, im allgemeinen unheilverkündend, bedrohlich.

*Omnipotenz* (lat.): Allmacht, allmächtig, hier vielfältig wandelbar.

*Onkologie* (grch. Kunstwort): Lehre von den Geschwülsten; *onkogen* wie cancerogen (kanzerogen), carcinogen (karzinogen): krebserregend, -erzeugend, -begünstigend.

*Osteoradionekrose:* Knochenzerfall durch Strahlenschädigung.

*Palliativ* (lat.): nur mildernd, nicht ausheilend.

*Pathognomonisch:* für eine Krankheit kennzeichnend.

*Pathologie* (grch. Kunstwort): Krankheitslehre. Nach *path* (Leid) und *logos* (Geist, Sinn, Wort, Lehre) eigentlich also Erleidensweisheit und -sinn.

*Perfekt* (lat.): vollendet, abgeschlossen, vollkommen.

*Per se* (lat.): durch sich selbst, an und für sich.

*Perseveration:* Haftenbleiben an Vorstellungen, wodurch es zu dauernder Wiederholung des vorhergehenden Begriffs oder Sinnes kommt; auf die Zellvermehrung übertragen: immer erneut nur Primitivzellen ohne differenzierten Lebens- und Leistungsbeitrag.

*Phänotypus* (grch.-lat. Kunstwort): äußeres Erscheinungsbild eines Lebewesens, Gesamtheit seiner Merkmale aus dem Zusammenwirken der Vererbungsfaktoren und der Umweltbedingungen.

*Placebo:* nachgebildetes Scheinpräparat ohne Wirkstoff.

*Polarität:* jene Gegensätzlichkeit, in der eines das andere bedingt (wie z.B. Nord-Südpol); konträr (ganz anders) wäre z.B. Äquator.

*Postmortal* (lat.): nach dem Tode.

*Postoperativ:* nach der Operation.

*Posttraumatisch* nach Verletzungen entstanden, nach Trauma überhaupt.

*Potentiell* (lat.): den Möglichkeiten nach (Ggs. aktuell, augenblickswirksam).

*Prägekraft* (ahd. von brechen, prägen, z.B. ein Schriftbild herstellen): des menschlichen Formpols durch Formimpulse; so ist z.B. der Mensch «gerade dadurch Mensch, daß er die eben entstehende Form immer wiederum sogleich vernichten kann, indem er den Kohlenstoff als Kohlendioxyd ($CO_2$) ... absondert».

*Primär* (frz.): anfänglich, ursprünglich, unmittelbar entstanden.

*Probeexcision:* Gewebsentnahme zu diagnostischen Zwecken für histologische Beurteilung.

*Prognose* (grch. Vorherwissen): vorausschauende Beurteilung von etwaigem Verlauf und Ausgang einer Krankheit aufgrund trefflicher Diagnose.

*Prophylaxe* (grch.): Vorbeugung, Verhütung.

*Prosektor* (lat. Vorschneider, Zergliederer): Leichenschauer an der Prosektur.

*Prostata* (grch.): Vorsteherdrüse des Mannes.

*Pseudo* (grch.): fälschlich, angeblich, dem Anschein nach, vorgeblich.

*Realisieren* (frz.): Gedachtes verwirklichen, ausführen, zur Tatsache machen.

*Recidiv* (lat.): Rückfall, erneuter Ausbruch, Wieder-Wachsen.

*Resümee* (frz.): Übersicht, Zusammenfassung.

*Reticulo-Endothelial-System:* funktionale Einheit von Abwehrkräften.

*Reversibel* (lat.): umkehrbar.


*Sarkom* (grch.): Fleischgeschwulst, Krebs des Binde- und Stützgewebes.

*Sektion* (lat.): Leichenöffnung, Obduktion, Autopsie, Prosektur.

*Sekundär* (lat.): untergeordnet, nachgekommen.

*Simultan* (lat.): gemeinsam, gleichzeitig.

*Sinus* (lat.): Höhle, auch Zentralbereich eines Lymphknotens.

*Skepsis* (grch.): Zweifel.

*Solitär* (frz.): einsam statt multipel.

*Soma* (grch.) Körper.

*Stimulus* (lat.): Stachel, Sporn, Antrieb, Reiz; stimulieren: anregen.

*Struktur* (lat.): innerer Aufbau, Anordnung.

*Subsumieren* (lat.): zusammenfassen, mitumgreifen.

*Sukzessiv* (lat.): allmählich, nach und nach.

*Suggestion* (lat.): Beeinflussung des Seelenlebens anderer.

*Symptom* (grch.): Anzeichen; symptomatisch: kennzeichnend.

*Synthese* (grch.): Verknüpfung von Vielheit zu Einheit, Zusammenschau im Gegensatz zu Analyse.


*Terminal* (nlat.): umgrenzt, am Ende gelegen; terminale Cancerogene: solche Zwischen- oder Endprodukte innerer Stoffwechselvorgänge, welche zuletzt die krebsauslösenden sein sollen.

*Therapie* (grch.): Behandlung, Heilverfahren, Behandlungslehre.

*Thymus* (grch.): Briesel, innersekretorische Drüse, besonders bei Jugendlichen und bei Gesunden; Zusammenhang mit Lymphsystem, Abwehrkraft, mit der inneren Identität der Körperstoffe, besonders deren Organidentität.

*Total:* gänzlich; -exstirpation: Entfernung z.B. der ganzen Gebärmutter, nicht nur eines Teiles davon (wobei Eierstöcke und anderes unberührt bleiben können).

*Transplantat:* Verpflanzung.

*Trauma* (grch.): schädigende Gewalteinwirkung von außen und die Gesamtheit ihrer Folgen.

*Tumor* (lat.): Geschwulst.


*Virus* (lat. giftiger Saft): kleinste, verschiedenartige, eigenständige Teilchen von kristallinem bis organischem Aufbau im Gesamtsystem des Zellstoffwechsels eines Lebewesens, auf dessen Kosten sie sich vermehren.

*Vivisektion* (lat. Zerschneidung am Lebenden): Tierversuch.

Von Dr. med. Werner E. Loeckle sind ferner erschienen:

## Das Frankfurter Paradiesgärtlein als Meditationsbild

168 Seiten Text, mit vielen Zeichnungen und einer farbigen Tafel

DM 21,80

Verlag DIE KOMMENDEN, Freiburg i. Br.

## Bewußte Ernährung und gesundende Lebensführung

Ein Wegweiser für Gesunde und Kranke

5. Auflage 1978

242 Seiten, Pappband Fr./DM 26.—

NOVALIS VERLAG Schaffhausen